ahiṁsā-pratiṣṭhāyaṁ tat-sannidhau vairatyāghaḥ

Im Umfeld eines beständig Gewaltlosen
verschwinden Feindseeligkeiten.

Patanjali, Yoga Sutra 2.35

11. Mai 2015

Die Beine steif wie zwei Stöcke hüftweit gespreizt, den Oberkörper nach unten gebeugt und mit beiden Händen fest auf dem Boden. Den Po streckt sie zur Decke und obgleich dieser spitze Winkel Einiges abverlangt, gelingt es ihr, auch mit den Fersen beinahe den Boden zu berühren. Der Kopf und ihr kurzes Haar hängen nach unten. Flora Siegel schaut auf ein paar vereinzelte Beinhaare, die sie beim Epilieren übersehen hat und ärgert sich sogleich, sich von so etwas Banalem ablenken zu lassen. Eine Weile verbleibt sie in dieser Yogahaltung. Dann geht es weiter von Adho Mukha Svanasana, dem herabschauenden Hund, in die nächste Stellung Urdva Mukha Svanasana, den herauf schauenden Hund. Die nachfolgende Stellung Chaturanga Dandasana oder das Brett, kann sie partout nicht halten. Ihre Arme sind an diesem Morgen kraftlos, knicken ein und ihr Körper plumpst schwer auf den Boden. Für einen Moment liegt sie schlapp auf dem Bauch und lässt ihr Gesicht auf die Matte sinken. Schließlich bekämpft sie den inneren Schweinehund und stemmt sich noch ein letztes Mal mit den verbliebenen Kraftreserven zurück in den heraufschauenden Hund und nochmals in den herab schauenden Hund. Zuletzt steigt sie mit einem Bein nach dem anderen nach vorne zwischen die Hände und richtet sich auf. Dreimal den Sonnengruß mit jeweils einer Abfolge von dreizehn Stellungen haben sie zum Schwitzen gebracht. Zufrieden mit sich selbst wischt sie sich mit einem Tuch das Gesicht trocken und blinzelt zur Uhr. Jetzt nur noch schnell unter die Dusche und ab ins Polizeipräsidium.

Etwa anderthalb Stunden später geht sie auf dem Gehsteig entlang einer der Hauptstraßen hinter ihren Kollegen. Menschen tragen Sonnenbrille zur guten Laune. An jeder Straßenecke ist ein Lachen zu hören. Schülerinnen kichern, die Jungs machen Quatsch. Gastronomen haben ihre Stühle und Tische auf die Straßen gestellt. Die ersten Gäste genießen Kaffee im Freien. Die Sonne wärmt kalte Hände, lässt zusammen gezogene Schultern sich öffnen und kalte Zehen auftauen. Auch Siegel trägt eine Sonnenbrille. Der Grund dafür ist jedoch weniger auf den strahlenden Frühlingstag zurück zu führen als auf ihre müden geschwollenen Augen. Mit den getönten Gläsern versucht sie lediglich die dunklen Augenringe zu kaschieren. Muss ja nicht jeder sehen, denkt sie. Auf dem Gehsteig sind bis zum Straßenrand entlang eines Blumenladens bereits die ersten Frühlingsblumen hübsch arrangiert. Ihr Blick bleibt bei dem bunten Blumenmeer hängen, lässt sie langsamer werden. »Komm', komm'«, drängt sie der Kollege Kai Buch. Sie versucht, mit ihm Schritt zu halten und gerät dabei ins Straucheln. Er bemerkt ihre Zerstreutheit. »Alles klar, Flora?«, fragt er ohne dabei langsamer zu werden. Sie blickt hoch zu ihm, fühlt sich ertappt und schiebt die Brille mit dem linken Zeigefinger wieder nach oben. Die war ihr beim Blick nach unten zu all den prachtvollen Narzissen, Nelken und Tulpen von der Nase gerutscht. Jetzt nur nicht erzählen müssen, denkt sie und geht schneller ohne auf seine Nachfrage einzugehen. Etwas weiter vor Buch und Siegel bahnen sich zwei uniformierte Polizisten den Weg durch schlendernde Passanten oder eilende Angestellte in Anzug und Krawatte beziehungsweise Kostüm. Ihr Gang mit den Waffen im Schaft wirkt ungeschmeidig. Obwohl Siegel flache

Schuhe trägt ist auch ihre Gangart eher unelegant strauchelnd. Ihr kurzes blondes Haar wippt im Schritt und der Atem ist heftig. Ihre Gedanken gehen zu dem Vorabend, der ihrer Meinung nach ein Desaster war. Sie war mit Mark verabredet. Angeblich ist er Streetworker. Sie grinst sarkastisch vor sich hin. In diesen Internetportalen kann sich jeder als alles verkaufen. Vieles ist unwahr. Nichts muss stimmen. Sie selbst hat ihm auch etwas vorgelogen. Wer will schon mit einer Kriminalpsychologin ausgehen? Da fühlt sich jeder gleich auf der Couch und hat entweder Angst vor Analysen oder gräbt das Innerste en détail nach außen. Sie gab in dem Partner-Portal als Beruf 'Verwaltungsbeamtin' an, was im weitesten Sinne auch stimmt, rechtfertigt sie innerlich vor sich selbst. Weitere Details wollte sie für später aufheben. Bei diesem Gedanken seufzt sie enttäuscht, denn schon jetzt weiß sie, es wird aller Voraussicht nach wohl nicht zu einem Wiedersehen kommen. Warum? Ganz einfach. Mark sah auf dem Foto im Partnerportal sehr attraktiv aus. Allerdings, und davon ist sie überzeugt, ist dieses Bild schon vor mehr als fünf bis zehn Jahren gemacht worden. Gestern Abend sah er wesentlich älter aus, verlebt und müde. Sie vermutet, er trinkt, eventuell kifft er sogar. Zu allem Überfluss hat er den ganzen Abend über seine Ex-Beziehung gesprochen. Scheinbar hat sie dieses gewisse Interrogative an sich und ihn mit ihrer Art des Zuhörens dazu gebracht, sich so zu öffnen. Tatsächlich wollte sie schon nach einer Stunde nichts wie weg. Dazu allerdings fehlte ihr dann doch der Mut. Sie ist nicht abgebrüht genug, einfach aufzustehen, wenn ihr jemand gefühlvoll leidend von Versagen, Komplexen und Abschiedsschmerz erzählt. So wurde es an diesem Abend immer später und später. Sie schüttelt in Gedanken daran verärgert den Kopf. Dann schaut sie ihrem Kollegen hinterher, der schon wieder im großen Abstand vor ihr läuft. Sie fühlt sich elend. An diesem Morgen wiegt ihre Handtasche nochmals so schwer auf den Schultern. Sie wünscht, sie hätte nur die Hälfte eingepackt. Wer kann schon wissen, dass sie direkt am Morgen außer Haus muss. Wie sehr wünscht sie sich, an ihrem Schreibtisch mit einer Tasse Kaffee zu sitzen. Sogar alte Akten wälzen oder aufzuräumen wäre ihr lieber gewesen, als durch die Stadt zu einem Tatort gehen zu müssen. Tausendmal lieber der Müßiggang des Aktenschiebens als das, was sie jetzt aller Voraussicht nach gleich erwartet. Nun bleiben die Kollegen an der nächsten Kreuzung stehen. »Das klang nicht gut, was mir die Yogaleiterin erzählt hat«, sagt Buch und deutet ihr mit ungeduldiger Gestik an, endlich schneller zu machen. Kaum ist sie angekommen, gehen die Kollegen weiter. »Was genau hat sie denn gesagt?«, wirft sie die Frage hinterher und hofft, er möge bei der Antwort sein Tempo verlangsamen. Tatsächlich bleibt er stehen, dreht sich um, blickt jedoch an ihr vorbei auf das Straßenschild. »Schneckenhofstraße 12«, sagt er. Sie verdreht die Augen. »Ich meinte nicht die Anschrift, Kai.« Einer der beiden Polizisten zeigt zu einer Einfahrt und sagt: »Da müssen wir rein!« »Bhujangasana«, beantwortet Buch zeitverzögert ihre Frage. »Nein«, entgegnet der Polizist irritiert, »es war doch Schneckenhofstraße, oder?« Buch winkt genervt ab und geht vor bis zu einer Hofeinfahrt. Siegel zappelt hinterher. Ihre Müdigkeit wird nun von Nervosität überschattet. Bislang war sie in den Gedanken an den Vorabend verstrickt und hat geschickt, das was vor ihr liegt, ausgeblendet. Das ist ihr nun nicht mehr möglich.

Sie sind fast an dem Tatort angekommen und die Ungewissheit, was sie möglicherweise erwartet, lässt sie unruhig werden. Buch hatte den Anruf alleine, noch bevor sie im Büro war, angenommen. Seitdem war er ständig mit anderen Abteilungen am Telefonieren und sie konnte die einzelnen Details in keinen Zusammenhang bringen. Die paar Eckdaten genügen ihr nicht, sie ängstigen sie. Sie möchte sich mental darauf vorbereiten, falls ihr dies überhaupt gelingt. Eine Tote beim Yoga, hat Buch immer wieder gesagt. Sie schaudert, denn wie so oft, hat sie selbst sich auch an diesem Morgen in die Meditation des Sonnengrußes begeben. Yoga ist ihre persönliche Oase der Stille und Entspannung. Es fühlt sich immer friedlich an und sie genießt die Yogahaltungen oder Asanas. Die Kombination Mord mit Yoga geht ihr besonders nahe und sie spürt eine beunruhigende Irritation. Vor dem Eingang zum Studio weist Buch die beiden Polizisten an, im Innenhof zu warten. Sie sollten niemanden bis zum Eingang des Studios vorlassen. Von denjenigen, die in das vordere Haus gehen, sollten sie sich unbedingt Namen und Daten notieren und fragen, ob ihnen am Vorabend etwas Ungewöhnliches aufgefallen sei. Dann wendet er sich Siegel zu. Gemeinsam betreten sie das Hinterhaus, in dem sich das Studio befindet. Im Treppenhaus nimmt Siegel die Sonnenbrille ab. Ihr langt's, sie kann nicht mehr. Buchs Blick wird weich und beinahe fürsorglich, als er das erste Mal ihre rot geränderten Augen sieht. »War wohl spät gestern Abend?«, stellt er fest und legt in väterlicher Manier die Hand auf ihre Schulter. Als sie tief Luft holt und ihre unsichere Stimmung zum Ausdruck bringen will, drückt Buch beruhigend ihren Arm. Dann sagt er ihr alles, was er über die Situation erfahren hat können.

Frühjahr 2014

Der Holzboden in dem Yogastudio ist mit einer hauchdünnen Schicht Plastik abgedeckt. Die Ränder der Plane sind mit Klebeband an die Bodenleisten geklebt. Nadine Sonnen pinselt in kleinen Strichen an der Wand rund um die ebenso mit Klebeband überklebten Lichtschalter. Sie trägt wie immer ihre graue Mütze, und auf ihren alten Jeans und dem T-Shirt sind bereits etliche weiße Farbspritzer. In der Mitte steht eine Stehleiter und auf ihr der nur wenige Jahre ältere Çan Gologlü. Er rollt die Farbwalze mit kraftvollen Schwüngen über seinem Kopf. Seine goldbraunen muskulösen Oberarme sind von feinen Schweißperlen überzogen. Sie glänzen im Licht der Stehlampen rechts und links im Raum und im Schein der beiden Glühbirnen, die nackt ohne Schirm von der Decke baumeln. Auf der anderen Seite kauert Barbara Keller und malt akribisch mit feinem Pinsel die Bodenleisten entlang. Leise dringt das Geräusch des Regens, der an die schrägen Fenster prasselt, in den Raum. Musik klingt in gediegener Lautstärke aus einem alten Ghettoblaster. Jeder arbeitet still vor sich hin. Nadine ist mit ihren Gedanken bereits beim fertigen, neu renovierten Studio. Sie stellt sich vor, einer großen Gruppe von Schülern in dem schönen, lichtdurchfluteten Raum Yogahaltungen zu zeigen. Sie sieht bereits bildhaft die unterschiedlichen Asanas, wie das Dreieck 'Trikonasana', den Baum 'Vriksasana' oder den herabschauenden Hund 'Adhomuka Svanasana', als im Radio ihr Lieblingssong angekündigt wird. »Wie schön!«, freut sie sich, geht hin und dreht lauter. Anstelle weiter zu streichen, beginnt sie sogleich zu den ersten Takten ihre Hüften zu schwingen und tänzelt um den abgestellten

Farbeimer. Ein paar widerspenstige Locken, die nicht fest unter ihrer grauen Mütze stecken, wippen bei dem unruhigen Auf und Ab mit. Sie fuchtelt mit dem Pinsel zu ihrer Freundin hin und singt: »Because I'm happy. Clap along if you feel like a room without a roof.« Barbara lässt sich von ihrem Singen mitreißen und stimmt mit ein: »Because I'm happy. Clap along ... something ... with the truth!«, dichtet sie beim Refrain über Textunsicherheiten hinweg. Wann immer jedoch die simple Happy-Zeile erklingt, singen beide umso lauter. Und der einfache Refrain kommt in dem Lied immer wieder vor. Während Barbara trotz Singens am Boden bei ihren Leisten bleibt, tanzt Nadine immer wilder gestikulierend durch den Raum. Es stört sie nicht, dass sie dabei überall weiße Farbkleckser auf das Plastik tropft oder sich in dem über den Boden gespannten Plastik verheddert. Auch Çan malt im Rhythmus der Musik kraftvoll und beschwingt. Am Ende des Liedes lässt sich Nadine einfach neben dem Ghettoblaster auf den Boden plumpsen und dreht wieder leiser. »Na endlich mal ein bisschen Stimmung!«, ruft sie zufrieden zu den beiden. »Und ganz schön viele Kleckse, die du überall fabriziert hast«, erwidert Çan amüsiert. »Aber doch nur auf dem Plastik«, beschwichtigt Barbara ihren Freund. Nadine rückt ihre Mütze zurecht und fragt außer Atem, ob jemand das Video dazu kennen würde. »Claro«, erwidert Çan. »Naja - das ist so ein Filmprojekt«, erklärt er Barbara, die fragend zu ihm schaut. »Das Lied wird rauf und runter gespielt. Immer wieder tanzen Leute auf der Straße dazu. Ist echt gut! Vierundzwanzig Stunden lang tanzen irgend welche Passanten zu ein und dem selben Lied.« Nadine nickt: »Und wenn du dir das ansiehst oder später einfach nur das

Lied hörst, dann musst du dich einfach dazu bewegen und ...«, Nadine zieht dabei ihre Mundwinkel zu einem breiten Grinsen, »du bekommst dieses Glücksgefühl.« Çan deutet mit der Farbrolle zu ihr und legt dabei den Kopf schräg. »Wenn das mit einem Song so verdammt schnell klappt, dann gäbe es bald keinen Streit und keine Probleme mehr.« »Wäre doch super!«, erwidert Nadine. »Apropos Probleme«, unterbricht Barbara das Gespräch. Behutsam legt sie den Pinsel auf das Gefäß. »Wann willst du eigentlich jetzt bei mir im Studio unterrichten, meine Liebe? Und wie oft kannst du?« Sie wartet einen Moment: »Ich meine, ohne dass du Probleme bekommst«, fährt sie fort und schaut erwartungsvoll zu ihr. Nadine wischt sich die Hände in ein feuchtes Tuch. Konzentriert rubbelt sie damit ihre Finger sauber, ohne hoch zu blicken. Sie hat schon öfters daran gedacht, nur hat sie es mit Barbara bislang noch nie besprochen. Langsam steht sie auf und geht zum Kippfenster. Sie überlegt während sie vorsichtig das Fenster einen Spalt öffnet, damit es nicht in den Raum nieselt. »Ist ein bisschen warm hier drinnen«, sagt sie um Zeit zu gewinnen. Ihr ist klar, dass jetzt Feingefühl angesagt ist. Am liebsten würde sie nur noch in dem neuen Studio arbeiten, überlegt sie und schaut dabei in den trüben Abendhimmel. So schnell wird das aber mit dem neuen Studio nicht losgehen und sie braucht die Einnahmen. Sie muss ihre Miete bezahlen, muss davon leben. Demnach muss sie mit den beiden Yogastudio-betreibern Camilla und Jürgen vorsichtig umgehen. Wenn sie die eine Tür zuschlägt, hat sie keine Wahl mehr und kann nicht wieder zurück. Obwohl sie Barbara gut kennt und sie einander bestens verstehen, möchte sie nichts überstürzen. Schon seit Wochen wägt sie das Für und Wider ab und kann sich nur schwer zu einer Entscheidung durchringen. Sie zögert mit der Antwort: »Ich fange erst einmal mit nur einem Tag an«, sagt sie. Sie meint bei Barbara eine Enttäuschung zu erkennen. Hätte sie doch zumindest zwei Tage sagen soll, erwägt sie für einen Augenblick, doch dann erwidert Barbara relativ nüchtern: »Montag wäre gut!« Nadine ist überrascht und holt Luft. Ein Tag und ausgerechnet dieser Tag ist ungünstig, denkt sie. Just am Montag erledigen Jürgen und Camilla schon immer den ganzen Verwaltungskram und sind froh, wenn sie unterrichtet. Das ist schon seit Jahren so und das kann sie nun wirklich nicht von heute auf morgen ändern. »Montag ist eher schlecht«, weicht sie aus, »aber ich könnte am Mittwoch kommen.« Wieder dieser Hauch von Ernst um Barbaras Lippen. Nadine erklärt, sie müsse auf Jürgen Rücksicht nehmen, sie wollte ihn nicht gleich zu Beginn vergrämen. Zwischen Barbara und ihrem Freund kommt es zu einem kurzen Blickaustausch. Dann nicken beide zustimmend zu ihr. »Wie viele Stunden kannst du machen?«, fragt sie. Nadine ist erleichtert. Aus einer spontanen Eingebung heraus geht sie unter die Leiter und schaut hoch zu Çan. Dann haucht sie verführerisch: »Early Bird? Oder eventuell dann doch lieber die Late Night Show?« Barbara prustet ein Lautes »Beides!« heraus. Dann lachen sie alle drei. Sie einigen sich schließlich auf zwei Morgen- und zwei Abendkurse am Mittwoch. Zufrieden, jedoch etwas unentschlossen stehen dann alle drei beieinander, bis Çan schließlich mit seiner Farbrolle von der Leiter zu den Frauen hinschwenkt: »Hey ihr zwei! Jetzt aber weiter machen! Wir wollen doch noch vor dem Sommer eröffnen! Oder etwa nicht? Los, los. Zack Zack!« Nadine erwidert mit einem heiteren Lachen, »du verdammter Sklaventreiber!«, und macht sich wieder an die Arbeit.

11. Mai 2015

Da hat sich jemand bereits beim Eingang viele Gedanken gemacht, denkt Siegel vor dem Yogastudio in der dritten Etage. Oberhalb der Klingel hängt ein Schild mit einer Sonne und der Aufschrift »Svagatam | Willkommen« und auf dem Boden liegt ein dunkelroter Fußabtreter mit dem goldgelben Sanskrit-Zeichen »Om«. Buch drückt den Klingelknopf. Als auf mehrmaliges Schellen keine Antwort kommt, öffnet er vorsichtig die Tür. »Frau Keller?«, ruft Buch in den Raum. Keine Antwort. Siegel ist dankbar, dass er zuerst den Tatort betritt. »Kripo Frankfurt! Frau Keller, hören Sie uns?«, ruft er, dann bleibt er stehen, lauscht. Er dreht sich kurz um und hält die Kollegin mit einer Hand zurück, zieht seine Dienstwaffe aus dem Holster und entsichert. Siegel ist mit einem Schlag hellwach. Das Adrenalin hat alle Müdigkeit verjagt und ihren Pulsschlag beschleunigt. Angespannt beobachtet sie sein Vorwärtsdrängen, während sie an der Eingangstür stehen bleibt. Buch indessen bewegt sich schnell und konzentriert in den Raum. Die Pistole richtet er mit ausgestreckten Armen in die jeweilige Blickrichtung. Konzentriert scannt er den Raum, bewegt sich die Wand entlang, seinen Rücken geschützt. Als er in den nächsten Raum vordringt, ist in der Distanz eine weibliche Stimme zu hören, die gedehnt zum Weitergehen auffordert. Buch lässt die Waffe nach unten sinken und dreht sich zu Siegel um. Sie soll kommen. So übergangslos er in höchste Anspannung gegangen ist, so schnell sichert er wieder seine Waffe und steckt sie weg. Siegel atmet erleichtert durch und folgt ihm durch einen Empfangsraum mit Billy Regalen an den Seiten und Fächern für Schuhe und

Klamotten. Sie passiert einen aus Glassteinen gebauten Tresen und geht weiter zu ihrem Kollegen in ein großes helles Dachstudio. Dann bleibt sie wie angewurzelt stehen. »Ihr Körper ist so verbogen«, sagt sie und reißt die Augen weit auf. Gleichzeitig entfährt ihr ein Zischen durch die Zähne. »Mir wird übel bei diesem Anblick«, sie würgt und trommelt mit den Fingerkuppen auf ihrer Wange. Sie bewegt sie so rhythmisch, als könne sie damit ihren eigenen Puls verlangsamen. Die Fingernägel sind extrem kurz geschnitten. So hat sie sich die Angewohnheit, an ihren Nägeln zu kauen, über die Jahre hinweg abgewöhnen können. Es ist nicht so sehr der Anblick einer Toten, der sie schockiert, sie hat schon viele Verbrechen gesehen, zum Teil Schlimmere. Das Kontroverse macht ihr zu schaffen. Sie konnte sich, selbst nachdem Buch ihr davon erzählte, kein Bild machen. Vielleicht wollte sie auch nicht die Assoziation Mord zu Yoga herstellen. Ihre Augen verharren auf dem gekrümmten weiblichen leblosen Körper. Unnatürlich gebogen und in einem weißen Korsett aus Baumwollgurten. »Sieht aus wie eine Hinrichtung«, sagt sie nachdenklich zu ihrem Kollegen, der nun neben ihr steht. »Yoga und Mord passen einfach nicht zusammen«, murmelt sie, »das ist nicht sehr schön. Nicht schön.« Buch geht an der Toten vorbei zu einer jungen etwa Mitte dreißigjährigen Frau, die auf der anderen Seite des Studios sitzt: »Sind Sie Barbara Keller?«, fragt er. »Sie haben bei uns im Kommissariat angerufen? Wir haben miteinander telefoniert?« Sie nickt, ohne ihn eines Blickes zu würdigen. Sie sitzt mit ihren gekreuzten Beinen auf einem Stoß Yogamatten. Ihr langes dicht geflochtenes Haar glänzt blau-schwarz im Sonnenlicht. Die Frühjahrssonne strahlt ins Studio, der Raum ist warm und hell.

Die Ostseite besteht aus einer gläsernen Schräge, die bis zu einer nur einen Meter hohen Wand reicht. Die Glasfläche wird lediglich von schmalen naturbelassenen Holzleisten unterbrochen. Siegel folgt der Blickrichtung der Frau zu den Baumwipfeln der Kastanien im Freien. Die fleischroten Blüten der Bäume verdecken teils den Innenhof und die beiden gegenüber liegenden oberen Geschoße der Altbau-Wohnhäuser mit ihren gusseisernen Balkonen. Ganz oben am tiefblauen Firmament tänzeln ein paar weiße flockige Wolken. Das Eintreffen von Buch und Siegel haben ihren Blick für keinen Moment die Richtung wechseln lassen. Als scheue sie den Anblick der Toten zwischen sich und der Eingangstür. Die Tote ist mit etlichen etwa zehn Zentimeter breiten grob genoppten Baumwollgurten vom Knöchel bis knapp unter das Kinn umwickelt. Es sind dieselben Gurte, die bei Yoga als Hilfsmittel im Unterricht verwendet werden. Über die Brust verläuft ein weiterer Gurt, der unter die Armbeugen hindurch mit den hinten nach oben pointierten Füßen verbunden ist. Die Füße stecken in jeweils einer Schlaufe, der Rumpf ist in einem ungewöhnlichen Winkel gebogen. Das Paket sieht aus wie eine Wippe, nur schaukelt sie nicht mehr. Die Augen der Toten blicken starr nach oben, weit geöffnet mit einem Ausdruck des Entsetzens. Ein zusätzlicher Gurt hängt lose um den Hals. Am liebsten würde man auf sie zugehen und ihren Körper von dieser Bandage befreien. »Bhujanga – die Kobra...«, würgt Barbara Keller die Worte heraus. Für einen kurzen Moment schweift ihr Blick über das Bündel hinweg zu den beiden vom Mordkommissariat. Weit entfernt ist ein Babygeschrei zu hören, als wollte es diesem jämmerlichen Bild seine Stimme verleihen. Immer wieder setzt es aus, um sogleich von Neuem und lauter einzusetzen. Keller stützt sich mit beiden Händen ab, streckt ihre Beine nach vorne und steht langsam auf. Unerwartet energisch schließt sie mit einem Knall das Kippfenster. Das Babyschreien verstummt. »Kripo Frankfurt«, wiederholt Buch. »Das ist meine Kollegin Flora Siegel, Kriminalpsychologin, und mein Name ist Kai Buch, Hauptkommissar der Mordkommission«, stellt er sich noch einmal und seine Kollegin vor. »Sie riefen uns an.« Barbara Keller dreht sich langsam zu den beiden um. Buch zeigt zur Toten. »Die Spurensicherung und die Gerichtsmedizinerin werden jeden Moment kommen«, sagt er. »Wir sind mit zwei Kollegen hier. Sie sichern den Treppenaufgang.« »Sie ist tot!«, die Frau gestikuliert aufgeregt mit ihren Händen. »Sie ist tot. Ich meine, Nadine ist tot. Wozu der Aufwand? Den Treppenaufgang sichern? Wir sind zu spät! Wozu eine Gerichtsmedizinerin? Sie ist tot!« Und dann wird ihre Stimme wieder leiser: »Nadine ist tot, tot, tot ...« Sie verstummt. »Kein gewöhnlicher Tod«, flüstert Flora Siegel und streift sich ihr kurzes Haar aus dem Gesicht. Auch wenn sie der Gedanke immer noch schmerzt, dass Yoga mit diesem Akt der Gewalt bei den tiefsten Abgründen der Menschlichkeit angekommen ist, so ist sie wieder ruhiger. Hat sich an den brutalen Anblick in dem friedlichen Umfeld gewöhnt beziehungsweise kann sich davon distanzieren. Siegel spricht wieder gelassener und in ihrer melancholisch tiefen beruhigenden Stimme: »Wir müssen doch wissen, wie sie gestorben ist, oder?« »Natürlich!«, sie geht zurück zu den Matten, »als ob das noch etwas ändern würde.« Die Yogaleiterin lässt sich wieder im Lotussitz direkt neben der Wand nieder und beginnt einen Monolog: »Ich habe das Studio seit knapp einem

Jahr. Vergangenen Sommer war Eröffnung. Es war von Anfang an schwierig. Es gab vom ersten Tag an Kampf, viele Neider, Missgunst. Und jetzt das! Wofür habe ich das überhaupt getan? Nun ist ...«, sie schluchzt und wischt sich mit dem Handrücken über die Augen, verwischt den schwarzen Kajal und die Wimperntusche auf Wangen und Lidern. Sie fährt fort in einer Art Selbstgespräch, als säße sie alleine in dem Raum: »Macht das alles Sinn? Ihr bringt das wohl kaum noch etwas. Mache ich weiter? Will ich weiter machen? Wer weiß, ob ich überhaupt weiter machen kann! Alles ist mit einem Male vollkommen sinnlos geworden«, stellt sie Frage um Frage und beantwortet diese selbst oder auch nicht. Nach einer Weile schaut sie hoch zu Buch. Mit einem gewissen Vorwurf in der Stimme sagt sie. »Wissen Sie. Allein hier in Frankfurt Sachsenhausen gibt es mindestens fünfzehn Yogastudios. Und noch mehr Yogalehrer, wenn man all diejenigen dazu rechnet, die Räume nur für den Unterricht anmieten und kein eigenes Studio besitzen.« Sie lacht etwas zu laut. »Verrückt, noch ein Yogastudio zu eröffnen, oder? Aber so wollte ich es, und sie ebenso.« Ihr Blick wandert zur Toten. »Nadine wollte unbedingt ein Studio in Frankfurt Sachsenhausen. Wer in diesem Stadtteil geboren ist, hier zur Schule gegangen ist, Zeit seines Lebens hier gearbeitet hat, für den ist es bis zum Hauptbahnhof oder nach Ginnheim eine zu große Entfernung.« Den Kopf schüttelnd fährt sie fort in ihrem Monolog, für den sie keine Zuhörer benötigt. Wie in Trance purzeln zusammenhanglos die Worte heraus. Ihr Blick flackert unruhig von Buch zu Siegel zum Fenster. An der Toten schaut sie vorbei. Während Barbara Keller redet, setzt Flora Siegel sich behutsam in Svastikasana, dem Schneidersitz, neben sie auf die

Matte. Der Hauptkommissar schaut etwas unbeholfen zu den beiden Frauen. Der etwa 50-Jährige ist groß, kräftig, durchtrainiert. Die Art, wie die Frauen vor ihm sitzen, ist für ihn unbequem. Suchend schaut er sich nach einer anderen Sitzmöglichkeit um. Erleichtert entdeckt er an der Wand gegenüber der Matten einige zusammen geklappte Stühle. Er nimmt sich einen und stellt ihn auf. Das Zusammentreffen von Metall und Parkett hallt laut in dem sonst eher leeren Raum. Er setzt sich bewusst so, dass er zwar vor der Toten sitzt, diese aber nicht vollkommen verdeckt. Sieht die Yogalehrerin zu ihm, hat sie immer wieder die tote Kollegin im Blickfeld. Er will sie beobachten, ihre Reaktionen verfolgen. Vielleicht wird sie gesprächiger. Vielleicht offener, wenn sie die Tote anschauen muss. Noch weicht sie dem Anblick aus.

Herbst 2014

Der Regen der vergangenen Nacht hat die Luft verändert. Es ist frischer geworden. Es riecht nach Herbst und ein leichter Wind raschelt in den abgestorbenen Blättern. Es liegen bereits einige Monate zurück, als 'Yoga Süd' erfolgreich seine Pforten öffnete. Es kamen an die hundert Interessierte, Freunde und Bekannte. Nicht verwunderlich, denkt Nadine, während sie die Straße entlang radelt, an dem Tag war alles kostenfrei. Zu jeder vollen Stunde gab es eine halbe Einheit Yoga zur Probe. Dazwischen wurden vegane Snacks, Sekt und Selters serviert. Es war ein wunderschönes Fest. Selbst Jürgen und Camilla ließen sich dies nicht entgehen und waren dabei. Sie nahmen zwar nicht an der Probestunde teil, kamen jedoch, um sich zumindest die Konkurrenz anzusehen. Journalisten von Frankfurter Rundschau, Frankfurter Neue Presse, Frizz, Journal Frankfurt und zwei Wochenzeitungen haben sogar von der Eröffnung mit Fotos berichtet. Seitdem läuft der Betrieb im Studio ordentlich. Sie konnten den Sommer gut nutzen, in dem andere Studios Ferien machten. Nadine ist noch nicht zufrieden, sie wünscht sich schneller noch mehr Schüler. In ihre Gedanken versunken radelt sie über den Main und genießt den kühlen, feuchten Fahrtwind im Gesicht. Wenn sie öfter als ein- bis zweimal die Woche bei Barbara arbeiten möchte, muss es noch besser werden. Tief in ihrem Innersten wünscht sie sich, so bald wie möglich nur noch bei 'Yoga Süd' zu arbeiten. Je eher desto besser, denkt sie. Sie haben die Räume selbst renoviert und gemeinsam eingerichtet. Sie liebt es, in dem neuen Studio zu unterrichten, denn es ist wirklich alles sehr schön geworden und es ist irgendwie von

Beginn an auch ihr Studio. Außerdem wird sie endlich als Yogalehrerin respektiert und genauso wie Barbara, die Leiterin des Studios, anerkannt. Einige ihrer Schüler haben sogar jetzt schon von Camillas und Jürgens Studio 'Yogaland' zu 'Yoga Süd' gewechselt. Einerseits finden sie das Ambiente sehr ansprechend. Außerdem haben sie in dem neuen Yogastudio weiterhin Nadine als Yogalehrerin, was für sie und ihre Methode spricht. Der Unterricht bei 'Yogaland' macht ihr zunehmend weniger Spaß, die Stimmung wird immer schlechter. So kommt eins zum anderen. In der vergangenen Woche hat sie sich zudem maßlos über Camilla aufgeregt. Sie verlangt tatsächlich von ihr, sie müsse an einer internen Fortbildung teilnehmen. Die Tatsache, sich fortzubilden, würde sie im Grunde genommen nicht stören. Nur wie sie es ihr gesagt hat und vor allem mit welcher Begründung, empört Nadine. Camilla arbeitet zur Zeit an einem Branding für 'Yogaland'. Sie meinte, es gäbe angeblich Beschwerden von Schülern, die auf die unterschiedlichen Methoden der Yogalehrer und -lehrerinnen zurückzuführen wären. Nun möchte sie in dieser Fortbildung an einem einheitlichen Unterrichtsstil feilen und durchsetzen, was ihr wichtig ist. Nadine tritt fester in die Pedale, so sehr ärgert sie sich, nur wenn sie an das Gespräch denkt. Jürgen, der sie bislang immer unterstützte, ist ihr an dem Tag auch in den Rücken gefallen. Schlimmer noch, er ist sogar von Camillas Idee »Train the Trainer im 'Yogaland'-Stil« begeistert! Sollen sie das doch mit den beiden anderen Yogalehrerinnen machen, flucht sie vor sich hin. Zornig nimmt sie noch mehr Fahrt auf und rast mit ihrem Fahrrad über eine Kreuzung, als die Ampel längst auf rot war. Ein Autofahrer, der kaum auf der Gegenseite losgefahren ist, hupt aggressiv. Nadine verzieht das Gesicht zu einer Grimasse und lässt eine laute Schimpftirade los, die an Fahrer und 'Yogaland' zugleich gerichtet ist. Sie zuckt zusammen, als der Fahrer noch einmal direkt hinter ihr laut hupt. Kurze Zeit später biegt sie in eine Seitenstraße und reduziert wieder das Tempo. Bislang war sie in 'Yogaland' immer zufrieden und schätzte Camilla als eine gute Yogalehrerin. Sie hat ein umfassendes Know-how und eine interessante Methodik, von der sie sehr viel übernommen hat. Aber nun lassen sie ihr immer weniger Spielraum. Sie fühlt sich in ihrer Entwicklung gebremst. Vielleicht, so denkt sie, ist sie 'Yogaland' schlichtweg entwachsen und die Zeit ist reif für etwas Neues. Aber da ist noch etwas, das sie stört. Sie hat den Eindruck, Camilla und Jürgen sind nur noch am Profit interessiert. Die Yoga-Artikel werden viel zu teuer an die Schüler weiter verkauft. Alles muss in einer Liste eingetragen werden. Selbst über Bleistifte wird mittlerweile Buch geführt. Sie hat das Gefühl, Jürgen zählt nur noch jeden Abend die Einnahmen und seine Pingeligkeit wird zunehmend schlimmer. Kopfschüttelnd steigt Nadine vor einem kleinen Bioladen ab. Sie lehnt das Fahrrad an eine Säule, schließt es ab und rückt ihre Mütze zurecht. Sie fühlt sich von den beiden von 'Yogaland' bedrängt und muss dem etwas entgegen setzen. Wann immer sie in Bedrängnis gerät, reagiert sie mit Aktivismus. In ihrer Fahrradtasche hat sie tausend frisch gedruckte Flyer von 'Yoga Süd', die nur darauf warten verteilt zu werden. Gut positioniert, keinesfalls beliebig, das ist der Plan. Das Dachstudio von 'Yoga Süd' ist verdammt groß. Und soviel steht fest: die Kurse müssen unbedingt voller werden. Bis Weihnachten hat sie sich das Ziel gesetzt, die Belegungszahlen zu verdoppeln. Hoch motiviert hat sie mit Barbara eine Wette abgeschlossen. Erst war es nur im Spaß, als sie sagte, sie könnte die Teilnehmerzahlen binnen drei Monaten verdoppeln. Doch Barbara ist sofort darauf eingegangen und irgendwann kam sie aus der Sache nicht mehr heraus. Bei dem Angebot, das Barbara ihr im Falle eines Gelingens gemacht hat, wollte sie die Wette auch nicht mehr zurück ziehen. Das ist ihre Chance, schmunzelt sie vor sich hin. Sie nimmt die schwere Tasche vom Fahrrad und geht damit in den Laden. »Hinter der Kasse auf der Fensterbank können Sie nachsehen, ob Sie noch ein Plätzchen finden«, bietet ihr die Geschäftsführerin des Ladens an. Nadine geht zielstrebig darauf zu. Etliche Flyer, Zeitschriften, Broschüren und Karten füllen bereits die Fläche. Sie entdeckt auch Karten von 'Yogaland'. Ziemlich langweiliges Design, denkt sie abwertend über die Workshop-Ankündigungen von Camilla und lugt nach hinten. Sie will sicher gehen, dass keine der Angestellten oder Kunden im Laden sie beobachtet, wenn sie diesen Stapel kurzerhand in ihrer Tasche verschwinden lässt. Dann legt sie gemach die eigenen Flyer in die Mitte. Çan, ein wirklich ausgezeichneter Grafiker, hat die Flyer für 'Yoga Süd' gestaltet. Sie sind sehr schön geworden. Das übrige Werbematerial arrangiert sie mit etwas Abstand herum. Zufrieden prüft sie, ob noch irgendwelche andere Broschüren oder Karten veraltet sind. »Entschuldigen Sie, bitte?«, macht sie sich bemerkbar, »Soll ich die Flyer mit abgelaufenen Terminen entsorgen?« Sie lächelt freundlich zu einer der Verkäuferinnen und wedelt mit den alten Programmheften. Im Gehen säuselt sie: »Danke schön. Vielleicht bald bei 'Yoga Süd' zu einer Probestunde?« Gleich an der nächsten Straßenecke stopft sie die 'Yogaland'-Flyer zusammen mit den alten Programmankündigungen in einen der blauen Mülleimer. Sie ist ganz aufgewühlt, immerhin geht es um ihre Zukunft. Sie spürt, dass sich bald noch mehr für sie verändern wird. Glücklich, etwas selbst dazu beitragen zu können , schiebt sie ihr Fahrrad zur nächsten Adresse, einer Apotheke.

11. Mai 2015

Siegel ist von dem langen Monolog Barbara Kellers überrascht, die über die Anfänge des Studios redet, von den Schwierigkeiten, von dem Spaß, als läge keine Tote neben ihr und als wäre keine Kriminalpolizei im Studio. Sie schiebt, ohne den Blick von ihr zu wenden, die Sonnenbrille in ein Etui und verkreuzt die Beine neu. Nun liegt das rechte Bein obenauf in Swastikasana. Für einen Moment ist es still. Nur das Knarren des Stuhls ist zu hören, als Buch sich weiter nach vorne setzt. Siegel schaut zu ihm und er nickt ihr zu. Sie soll den Anfang machen. Siegel sträubt sich. Er soll reden, denkt sie. Noch fehlen ihr Plan und Struktur für eine zielorientierte Befragung. Der Abend mit dem Streetworker, ihr morgendlicher Sonnengruß und jetzt dieser Non-Stop-Monolog vor einer Hingerichteten in dem Yogastudio, sie kann keinen klaren Gedanken fassen. Peu à peu versucht sie die Situation zu erfassen und findet doch keinen Anfang. Gib mir noch ein paar Minuten mehr Zeit, denkt sie bei sich, und fordert Buch mit ihrem Blick zurück auf, den ersten Schritt zu machen. Der Hauptkommissar versteht und räuspert sich: »Wo wohnen Sie, Frau Keller? Auch in Sachsenhausen?«, »Nein. In Offenbach«, erwidert sie und zieht dabei die Schultern hoch. »Es ist ganz okay da zu wohnen. Nur ein Yogastudio wollten wir niemals in Offenbach haben. Zumindest darin waren wir uns einig«, fügt sie wie eine Entschuldigung hinzu. »Das kann ich gut verstehen«, sagt Siegel mehr zu sich. »Warum denn das?«, fragt der Hauptkommissar irritiert. »Die Klientel!«, erwidert Keller, »Offenbach ist einfach nicht der richtige Ort für Yoga. Zu wenige, die dafür Geld ausgeben wollen und oft auch nicht können.« Als

Siegel verständnisvoll nickt, wirft Buch ihr einen irritierten Blick zu: »Da ich noch nie in einem Yogastudio gewesen bin, kann ich ihrer Logik nicht ganz folgen. Wie kommen Sie darauf, dass Menschen in Offenbach kein Yoga machen? Und warum sollten nicht auch Frankfurter nach Offenbach kommen, wenn es schon so schlimm um die Offenbacher steht?« Unbeeindruckt von seinem süffisanten Unterton, spricht Keller von ihren Erfahrungen: »Also erst einmal muss das Yogastudio in Nähe des Arbeitsplatzes oder der Wohnung sein. Keiner fährt nur wegen der Yogastunde von Frankfurt nach Offenbach, zumindest nicht regelmäßig«, sie schüttelt den Kopf, »kann ich mir nicht vorstellen.« Dann zieht sie die Luft laut durch die Nase ein und spricht weiter: »Die Anfahrt muss kurz sein. Somit würden nur Menschen, die in Offenbach leben, kommen, oder diejenigen, die in Offenbach arbeiten. Zudem unterrichten wir Hatha Yoga. Das bedeutet, unsere Kunden müssen eine ziemliche Portion Selbstdisziplin mitbringen. Wir Deutschen können das gut.« Buch runzelt die Stirn. Daraufhin erwidert sie: »Wir haben selbstverständlich Menschen aus unterschiedlichen Ländern hier im Studio. Wir sind in Frankfurt, dem Melting Pot der Nation. Aber es sind eher Frauen aus Westeuropa oder eventuell aus Russland oder Asien. In Offenbach...« »Wollen Sie wirklich behaupten, dass die größte Gruppe Ausländer bei uns, wie zum Beispiel die Türken, sich dafür nicht interessiert?«, fällt Buch ihr ins Wort. Er wischt mit der Hand aufgebracht über seine Stirn und sieht erst zu Siegel und dann wieder zu ihr. »Das klingt für mich wie ein schlechter Film. Wie können Sie nur so etwas behaupten?« Keller schaut ungerührt zum Fenster hinaus und spricht weiter: »Ich weiß, wovon ich spreche. Das sind keine

Vorurteile, das sind Erfahrungswerte. Ich selbst wohne in Offenbach. Ich mag Offenbach. Aber«, sie holt tief Luft, »ich habe dies über die Jahre hinweg beobachten können.« »Ich dachte, Sie haben das Studio erst seit einem Jahr?«, hakt Siegel nach. »Das Studio ja, aber selbstverständlich habe ich schon davor mehrere Jahre unterrichtet, nur eben nicht in meinem eigenen Studio. Auf jeden Fall, nur um dieses Thema abzuschließen, und das ist nun mal meine Meinung dazu Herr Hauptkommissar«, sie rollt mit den Augen, »arabische Kulturen, Türken oder etwa Südamerikaner sind nicht wirklich bereit, durch den körperlichen Schmerz zu gehen. Wenn sich nicht sofort ein Erfolg einstellt, geben sie auf. Yoga hat sich bei diesen Kulturen, zumindest in meinem Studio hier und in meiner bescheidenen Wahrnehmung, nicht etabliert. Selbstverständlich«, sie hebt abschwächend die Hand hoch, »gibt es Ausnahmen. So mancher Türke ist diszipliniert, aufgeschlossen und neugierig und so manche Deutsche können mit Yoga nichts anfangen. Aber ich spreche hier von allgemeinen Trends und Beobachtungen, die ich gemacht habe. Soziale Schichtunterschiede spielen dabei natürlich auch eine wichtige Rolle - keine Frage. Yoga ist etwas, auf das man sich einlassen muss. Man muss eigene Grenzen überwinden. Es bedarf einer großen Offenheit für etwas Neues. Erst wer diesen Punkt versteht und verinnerlicht hat, wer den Schmerz vorbeiziehen lassen kann, der wird an Größe gewinnen und Kayvalia oder Moksha erreichen. Freiheit und Versenkung, die wahre Ernte der Früchte.« »Ernte - Freiheit?«, entrüstet er sich. »Also hören Sie. Ich weiß sehr gut, was Disziplin bedeutet.« Sein Tonfall ist lauter, er regt sich auf: »Ich habe in meinem Leben sehr viel

Sport betrieben und tue es immer noch. Schon alleine meines Berufes wegen. Aber Yoga ist in meinen Augen kein Sport!« »Da haben Sie absolut Recht«, erwidert sie im nunmehr strengen, geschäftlichen Tonfall. »Yoga ist tatsächlich kein Sport. Yoga ist bewusste Körperarbeit. Die unterschiedlichen Asanas, so nennen wir im Yoga die einzelnen Haltungen Herr Hauptkommissar, sind lediglich eine Vorbereitung. Erst wenn der Körper keinen Widerstand mehr leistet und nicht als lästige Hülle oder Barriere gesehen wird...« »Aber verdammt noch mal!«, Buch blickt zur Toten und schlägt zornig mit der Handfläche auf seinen Oberschenkel, »es gibt Barrieren, Frau Keller! Menschliche Barrieren! Körperliche Limits.« Er deutet zur Toten hinter sich. Kellers Blick folgt automatisch seiner Handbewegung und prallt mit voller Wucht auf die Gegenwart. Ihr Gesicht verzerrt sich, als sie ihre tote Mitarbeiterin sieht. »Das ist nicht Yoga«, flüstert sie und jappst nach Luft. »Zumindest da sind wir einer Meinung«, erwidert er wieder mit gedämpfter Stimme. »Das hier ist der von Hass erfüllte Mord an Nadine Sonnen in Ihrem Yogastudio. Wer so etwas tut, ist weit entfernt von Kayvi... oder wie auch immer Sie das nennen.« Mit diesen Worten lehnt er sich wieder zurück an die harte Metallstuhllehne. Nun versucht Siegel, mit ihrer sanften, dunklen Stimme einzulenken: »Wir gehen also davon aus, dass Sie in Ihrem Studio in der Mehrheit deutsche Schülerinnen und Schüler haben? Habe ich das richtig verstanden?« Keller nickt. Siegel wirft ihrem Kollegen einen Blick zu, sie werde die nächsten Fragen stellen. Durch den Disput hat sie endlich eine Vorstellung bekommen, welche Fragen sie stellen möchte und in welcher Reihenfolge. »Erzählen Sie uns doch bitte, warum Sie zuvor davon sprachen, mit dem

Studio wäre alles ein Kampf gewesen?« Keller sackt bei dieser Aufforderung sichtbar zusammen. In dem Moment, als sie für eine Antwort Luft holt, wird die Eingangstür aufgerissen und mit einem Knall zugeschmissen. Keller erstarrt. Dem Ganzen folgt ein lautes ungehemmtes Aufheulen in unmittelbarer Nähe der Leiche.

Herbst 2014

Nadine verteilt seit Tagen und Wochen, wann immer sie es zeitlich einrichten kann, Werbung in diversen Geschäften und Restaurants für 'Yoga Süd'. Etwa hundert Flyer hat sie immer dabei, maximal zehn legt sie pro Stelle aus. Zum einen mögen die Geschäftsinhaber keine großen Stapel und die damit einhergehende Unordnung auf ihren Fensterbänken und Tischen. Zum anderen vermitteln ihrer Meinung nach zu viele gleiche Zettel ein Dumping-Angebot. Etwas Wertloses. An diesem Mittag steht sie vor dem mit Werbung drapierten Tisch direkt am Ausgang eines Supermarkts. An die Rückseite des Tischs schließt eine Stellwand, an die etliche, vorwiegend private, Angebote geklebt sind. 'Verkaufe Sofa' oder 'Biete Gitarrenunterricht bei Ihnen zu Hause' bis hin zu 'Suche Hundesitter für meinen Otto, einem lieben Terrier, der Auslauf braucht!'. Kommerzielle Flyer und Broschüren sind in zwei Prospekthalter gestopft. Nadine entdeckt wieder inmitten des Werbematerials die Workshopinfos von 'Yogaland'. Sie nimmt den Stapel in die Hand und will ihn eben in ihre Tasche stecken, als sie das unangenehme Gefühl hat, von jemandem beobachtet zu werden. Sie verharrt in ihrer Bewegung und schielt hinaus auf die Straße. Der Schreck fährt ihr in die Glieder. Ihr Blick bleibt an einem etwa 40-Jährigen mit kurzem dünnen rotblonden Haar hängen, der langsam vorbei schlendert und glaubt, Jürgen von hinten zu erkennen. Sie ärgert sich, so unvorsichtig gewesen zu sein, nicht vorher genau geschaut zu haben. So sehr sie es wünscht, sich zu täuschen, die Wahrscheinlichkeit ist groß, dass er es ist. Sie meint, ihn am Gang und der muskulösen Statur unter Jacke und Jeans wieder zu erkennen. Obwohl er ihr bereits den Rücken kehrt, fühlt sie sich ertappt. Das Blut steigt ihr in den Kopf. Verunsichert breitet sie artig die Flyer von 'Yogaland' wieder auf dem Tisch aus. Sie möchte nichts riskieren. Nichtsdestotrotz schiebt sie kurz darauf ihre eigenen Flyer ganz vorne in einen der Prospekthalter. Ihr Herz pocht schnell vor Aufregung, als sie den Rucksack umhängt und sich aufmachen will. Mit einem letzten prüfenden Blick auf die eigenen Flyer, wendet sie sich ab und geht schnellen Schrittes hinaus auf die Straße zu ihrem Fahrrad. Sie beugt sich gerade über das hintere Rad und will es aufschließen, als sie seitlich aus unmittelbarer Nähe angesprochen wird: »Ja wen haben wir denn da?« Nadine fährt erschrocken herum und platzt ein »Camilla! Was machst du denn hier?« heraus. Dabei lacht sie einen Tick zu laut. »Einkaufen? Was man in einem Lebensmittelgeschäft eben so macht!« Camilla spricht betont langsam, als habe sie es mit jemandem zu tun, der schwer von Begriff ist. »Und du?«, fordert Camilla sie auf in ein unerquickliches Frage-Antwort-Spiel. »Was?«, fragt Nadine arglos zurück, als würde sie die Frage nicht verstehen. Sie ist gegenwärtig zu sehr mit ihren eigenen Gedanken beschäftigt. Sie fragt sich gerade, wie lange Camilla schon da gestanden hat und wenn schon Jürgen hoffentlich nichts gesehen hat, so könnte zumindest Camilla sie schon eine ganze Weile lang beobachtet haben. Umständlich hängt sie das geöffnete Schloss an ihr Fahrrad und tut alles, nur um ihr nicht in die Augen sehen zu müssen. Camilla lässt nicht locker: »Und du? Warst du auch einkaufen?«, fragt sie und stellt ihre beiden gefüllten Einkaufstüten demonstrativ direkt vor dem Fahrrad auf den Boden. »Ja«, lügt Nadine, »aber nur Kleinigkeiten«, dabei klopft sie mit der Handfläche auf den Rucksack. Die Hitze steigt ihr in den Kopf und sie weiß, dass sie wieder einmal rot ist. Sie ärgert sich, denn das passiert ständig, wenn sie in eine unangenehme Situation gerät. Ihr Schamgefühl ist für jeden ersichtlich, was nicht wirklich hilft, um ihren Zustand zu verbessern, beziehungsweise um abzukühlen. »Ist dir heiß?«, fragt Camilla, die scheinbar an der prekären Situation Gefallen findet. Mit ihren vor der Brust verschränkten Armen steht sie vor Nadine, die sich eher unbewusst mit dem Handrücken über die Stirn wischt. Leise murmelt sie, ihr sei warm, während sie fieberhaft überlegt, wie sie sich aus der Affäre ziehen kann. »Ich habe Flyer ausgelegt«, sagt Camilla gerade heraus und »hast du sie gesehen?« Wie eine Ertrinkende krallt Nadine sich an diesem verbalen Rettungsring. Sie säuselt im freundlichsten Ton, den sie in der Situation zustande bringt: »Die sehen toll aus!« Sie hat schon besser geschwindelt, denkt sie, und geht um das Fahrrad herum, damit sie mehr Abstand zu Camilla gewinnt. Auch wenn sie sich immer noch nicht getraut, ihr in die Augen zu schauen, sie spürt ihren Blick. »Ich habe sie am Ablagetisch im Laden gesehen«, windet sie sich und sucht krampfhaft nach einer Ausflucht. Ihr Hirn ist wie zusammen gematscht, alles auf Stillstand. Nichts fällt ihr ein. Mit einem ausweichenden Blick zur anderen Seite des Gehsteigs sieht sie Jürgen mit zwei Eiscremes in der Hand. Er war es also doch. Nun hat sie Gewissheit. Die selben Klamotten, der selbe Gang wie eben zuvor. Doppelt erwischt. Was soll's, denkt sie und tritt die Flucht nach vorne an: »Oh Jürgen. Das ist aber nett. Hast du mir ein Eis mitgebracht?«, begrüßt sie ihn überschwänglich. Jürgen schaut nicht amüsiert und erklärt in einem ungewöhnlich nüchternen Ton, das Eis sei für seine Frau und ihn selbst. Das fährt ein wie ein Blitz. Nadine hat ihn noch nie von Camilla als seiner Frau sprechen hören. Nur gute Freunde wissen von ihnen als Ehepaar Bescheid. Jetzt klingt es so, als wollte er ihr unmissverständlich klar machen, er steht hinter seiner Frau. Sie haben beide etwas gesehen, was sie ihr übel nehmen. Sie wagt diesen Gedanken nicht weiter zu spinnen. Stattdessen zupft sie an ihrer Mütze und zappelt verlegen von einem Fuß auf den anderen. Für eine scheinbare Ewigkeit schweigen alle drei. Endlich kommt ihr der erlösende Einfall: »Tut mit wirklich Leid, dass ich jetzt keine Zeit habe, mich länger mit euch zu unterhalten«, das ist es, denkt sie und getraut sich nun doch zumindest Jürgen anzusehen, »aber ich muss los.« »Wohin so eilig?« »Ich habe einen Termin beim Zahnarzt.« Geschäftig wirft sie einen Blick auf ihre Armbanduhr. »Oh! Es ist schon beinahe ein Uhr. Dann muss ich jetzt los...«, sie stockt einen Moment, »aber wir sehen uns doch morgen Abend schon wieder im Studio«, fügt sie entschuldigend hinzu und schenkt Camilla ein bescheidenes Lächeln. Dann steigt sie auf ihr Fahrrad, manövriert es umständlich um die Einkaufstüten und rollt weg. Ihr Beine fühlen sich weich wie Pudding an, ihr Herzschlag rast. Sie fährt in wackeligen Kurven um die Passanten auf dem Gehsteig in Richtung Straße. Kaum ein paar Meter entfernt, ruft Camilla laut hinterher: »Übrigens, Nadine! Deine 'Yoga-Süd'-Flyer sehen auch sehr schick aus!« Dieser Kommentar sitzt. Nadine rutscht vor Schreck von einem der Pedale und schürft ihr Schienbein auf. Im Schmerz stöhnt sie laut auf und muss für einen Moment beide Füße auf den Boden stellen. Wie gut, dass sie ihnen bereits den Rücken gekehrt hat. Noch mehr Röte, wenn überhaupt möglich, steigt ihr ins Gesicht. »Das nächste Mal«, nutzt Camilla den Zwischenstopp, »kannst du Barbaras und unsere Flyer gemeinsam verteilen!« Nun muss sie sich umdrehen, diesen Satz kann sie nicht einfach stehen lassen. Doch beim Blick in die stechend grünen Augen Camillas wünscht sie nur noch, die Erde unter ihr würde sich auftun. Jetzt ganz einfach in den Erdboden versinken. Camilla hat Recht und sie hat ihr Unrecht getan. Was soll sie antworten? Alles ist gesagt. Ihr fehlt der Mut und die Schlagfertigkeit, etwas Passendes zu erwidern. Stattdessen murmelt sie eine leise Entschuldigung, sie müsse los, sie sei bereits spät dran und stolpert mit den Füßen zurück auf die Pedale. Endlich gelingt es ihr, wieder Fahrt aufzunehmen und biegt an der nächsten Seitenstraße ab. Sie fühlt sich elend, weiß nicht, welche Richtung sie nehmen soll. Eher von ihrem Unterbewusstsein gelenkt, fährt sie erschöpft in die Richtung ihrer Wohnung. Heute verteilt sie ganz gewiss keine Flyer mehr. Nochmals eine derartige Konfrontation verkraftet sie nicht. Morgen oder übermorgen macht sie weiter, muss sie weiter machen, will sie weiter machen. Es hat sie keiner dazu gezwungen. Sie fragt sich nur, wie sie dies am Freitag Jürgen und Camilla erklären soll. Schlechtes Gewissen und doch kein schlechtes Gewissen? Es ist alles so kompliziert! Ihre Gedanken machen Bocksprünge. Frustriert holpert sie mit ihrem Fahrrad über die Straßenbahnschienen und weiter über das Kopfsteinpflaster nach Hause.

In ihrem Appartement angekommen, schmeißt sie die Fahrradtasche in die Ecke und sich selbst sogleich aufs Sofa. Die ganze Anspannung löst sich in dem vertrauten Umfeld in Tränen auf. Erst nur zaghaft, doch je länger sie auf der Couch liegt und sie sich in ihrem Selbstmitleid suhlt, desto lauter wird das Weinen, desto heftiger das Schluchzen. »Scheiß Knete!«, voll Inbrunst umarmt sie das Kissen. Sie fühlt sich einsam. Alleine durchs Leben zu ziehen ist nicht immer einfach. In Momenten wie diesen vermisst sie ihre Eltern. Vor allem aber ihre Mutter, die sich damals so schamlos aus dem Staub gemacht hat. Zigaretten ging sie angeblich holen und kam nie wieder zurück. Verraten hat sie nicht nur ihren Vater sondern auch sie, die Tochter. Wie sie sie damals überall gesucht haben. Alle Freundinnen der Mutter haben sie abgeklappert. Keiner wusste Bescheid. Sogar die Polizei war im Einsatz. Und dann nach einer Woche kam eine lächerliche Postkarte aus der Schweiz. 'Es geht mir gut' war alles, was darauf geschrieben stand. Allein bei dem Gedanken daran wird sie wieder wütend. Ihre Mutter ließ feige über einen Schweizer Anwalt ausrichten, sie wolle die Scheidung. Hat sich einfach versteckt und den Anwalt machen lassen. Heute lebt sie mit einer Frau zusammen und sie haben überhaupt keinen Kontakt mehr zueinander. Nie und nimmer wird Nadine ihr all das verzeihen. Ihre Mutter hat eine Zeit lang noch ein paar Mal angerufen. Wollte es erklären, mit ihr sprechen, sie einladen. Aber Nadine hat immer wieder aufgelegt. Was gibt es da zu erklären? Übers Telefon! Sie fühlte sich betrogen, hintergangen. Eine Scheidung von Mann und Tochter. Was für eine Lüge sie die ganze Zeit über gelebt haben muss. Und doch sehnt sie sich jetzt nach ihr. Oder ist es die Geborgenheit, die sie so sehr vermisst? Der Kontakt zu ihrem Vater ist langsam schleichend und ebenso unausgesprochen abgebrochen. Sie haben beide mit dem Verschwinden der Mutter nicht umzugehen gewusst. Schließlich nahm sie das Studium als Vorwand, um auszuziehen. Ließ ihn zurück. Die Gespräche verebbten. Die Besuche, gekennzeichnet durch stille Vorwürfe, wurden immer weniger. Sie hofft, er würde anrufen. Wahrscheinlich hofft er das selbe von ihr. Ihr ganzer Körper bebt bei den trostlosen Gedanken an ihre Eltern, während sie in ihr Kissen schluchzt. Freund hat sie keinen. Schon länger nicht. Hat nie gepasst. Wie soll sie auch jemandem vertrauen nach alledem. Ihr Weinen wird langsam etwas leiser und ruhiger und sie denkt an ihren neuen Weg. Mit Yoga hat sie eine Aufgabe gefunden, die sie nicht mehr so einsam sein lässt. Sie nahm Unterricht bei Jürgen und Camilla und hat sie sich immer mehr in die Welt des Yogas begeben. Alles um sie wurde unwichtig. Mit der Leidenschaft zum Yoga vergaß sie den Schmerz. Außerdem hat sie sich bei dem Paar wohl gefühlt, hat bei Camilla eine Yogaausbildung gemacht und das Studium geschmissen. Doch seit ein paar Monaten hat sich etwas verändert. Sie rollt auf den Rücken und leckt die Tränen von den Lippen. Vielleicht wurde es ihr zu eng? Mag sein, sie selbst hat sich verändert. So schnell wie möglich bei 'Yogaland' kündigen und besser heute als morgen nur noch bei 'Yoga Süd' arbeiten. Das ist ihr Ziel. Jürgen und Camilla nehmen alles für selbstverständlich, ihren Eifer für das Studio, ihre Selbstaufgabe. Seit 'Yoga Süd' die Pforten geöffnet hat und sie dort unterrichtet, sind beide ihr gegenüber emotional kälter geworden. Sie spürte sofort den Stimmungswandel. Es fröstelt sie. Noch ist sie von den Einkünften bei 'Yogaland' abhängig und finanziert damit ihre kleine gemütliche Wohnung. Aber bald schon hofft sie auf die Möglichkeit, sich unabhängig zu machen. Sie muss die Wette gewinnen, denkt sie. Das ist ihre Chance, aus dieser verzwickten

Situation herauszukommen. Die Welle von Selbstmitleid verebbt langsam und ihr alter Kampfgeist kommt zurück. Die Gedanken werden peu à peu klarer und es gelingt ihr, den Fokus auf ihr Ziel zurück zu lenken. Sie wischt letzte Tränen vom Gesicht, steht auf und geht an die Küchenzeile. Mit einem tiefen abschließenden Seufzen füllt sie Wasser in den Teekessel. Dann setzt sie sich mit dem iPad an den Tisch. Hoffentlich ist ihre beste Freundin Marina zu Hause. Gewöhnlich arbeitet sie immer spät abends im Gasthof ihres Mannes. Hektisch startet sie Skype und loggt sich ein. Als sie das grüne Icon neben dem Bild ihrer Freundin sieht, lächelt sie und klickt darauf. »Hey! Guten Morgen!«, sie ist erleichtert, weil Marina schon wach ist und noch nicht zur Arbeit. »Wie geht es dir? Was geht ab in Passail?« Marina schaut verschlafen in die Kamera und reibt sich die Augen. »Das meinst du jetzt aber nicht im Ernst. Was'n los, Süße?«, fragt sie direkt. »Wir telefonieren doch sonst immer nur montags, wenn ich frei habe!« Marina und Nadine kennen sich schon seit ihrer Kindergartenzeit. Sie schauen einander an und wissen sofort, wie es um den anderen steht. Mit dem Laptop in der Hand lässt sich Marina zurück in ihr weiches Bett sinken und wartet, bis Nadine zu erzählen beginnt. »Du wirst es nicht glauben, was mir gerade passiert ist ...«, beginnt sie.

11. Mai 2015

Flora Siegel schreckt hoch bei dem Knall der Eingangstür. Eine Gänsehaut zieht sich über ihren Rücken bei dem lauten Gefühlsausbruch des Mannes, der eben das Studio betreten hat. »Halt!«, schreit Buch ihn an und reagiert schnell. Er springt von seinem Stuhl auf. »Bleiben Sie stehen! Rühren Sie sich nicht von der Stelle« , fährt er den Eindringling vehement an. Der dunkelhaarige Mann steht auch ohne Zutun starr direkt neben der gekrümmten Bandagierten und wimmert. Als er mit der Hand nach ihr greifen und sie berühren will, packt Buch blitzschnell zu und dreht ihm den Arm nach hinten. Der junge Mann jault im Schmerz auf. »Nicht anfassen!«, weist Buch ihn harsch zurecht, »Sie ruinieren alle Spuren.« Dann schaut er über seine Schulter hinweg zu Siegel und flucht: »Verdammt noch Mal, was machen Mertens und Schiller da unten eigentlich.« Siegel zieht ihr Mobiltelefon aus der Tasche und wählt die gespeicherte Nummer. »Sag' mal, was ist denn da unten los bei euch?«, sie spricht schnell und leise, »Habt ihr den Mann eben nicht gesehen? Ihr seid doch zu zweit. Das kann ja wohl nicht so...« Nun fällt ihr der aufgebrachte Kollege ins Wort:»Flora, der Typ blieb einfach nicht stehen! Hat auf nichts reagiert.« Siegel wirft dem Mann einen vorwurfsvollen Blick zu. »Dom und ich hatten ein Gespräch mit einem Anwohner in der Hofeinfahrt. Ihn gefragt, wo er hin möchte und so weiter, als dieser Typ wie aus dem Nichts plötzlich im Hof aufgetaucht ist. Das ging alles so schell und schon war er im Treppenhaus verschwunden. Ich bin natürlich sofort hinterher, Dom auch. Aber er ist einfach weiter. Zuletzt hörten wir nur noch die Studiotür. Da war natürlich alles zu spät. Sorry. Er muss von dem kleinen Weg seitlich des Hauses gekommen sein. Den haben wir eben erst entdeckt. Dieser Zugang ist ziemlich verdeckt mit Büschen und so. Tut uns leid, aber ...« »Okay. Danke Jochen«, erwidert sie knapp, dann legt sie auf. Es herrscht einen kurzen Moment angespannte Stille. »Er kam von einem Zugang, den Jochen und Dominik nicht gesehen haben. Es war zu spät, als sie ihn sahen, hat Jochen die Situation geschildert«, erklärt sie in Kürze dem Kollegen, der abwartend zu ihr sieht. Er hält den Mann immer noch fest. Siegel redet weiter: »Sie kennen das Studio gut, Herr ... ?« »Çan ist mein Name. Klar kenne ich es. Ist ja auch mein Studio. Ich bin Barbaras Freund... «, er stockt, ».... und mit ihr bin ich auch befreundet«, er deutet zu dem Bündel, »...gewesen.« Seine Haut wirkt fahl, obwohl er an und für sich einen eher dunkleren, goldbraunen Teint hat. Entweder hat er zu wenig geschlafen oder es ist der Schock, der ihn blass hat werden lassen, resümiert Siegel im Stillen. Çan dreht sich genervt zu Buch um, der ihn immer noch an Arm und Schulter im Griff hat. »Ich habe meinen Freund angerufen«, meldet sich nun Keller zu Wort. »Na dann setzen Sie sich doch zu uns, Herr Çan?« »Çan Gologlü.« »Herr Çan Gologlü«, wiederholt Buch, lockert seinen Griff und schiebt ihn vorbei an der Toten. Mit verärgerter Miene deutet er ihm an, sich auf den Stuhl zu setzen. Doch Gologlü geht daran vorbei und setzt sich mit gekreuzten Beinen auf die Matten. Sein Blick haftet an der Toten. Keine liebevolle Geste, keine Begrüßung, kein Blickkontakt mit seiner Freundin, beobachtet Siegel. Er sitzt aufrecht und wirkt ruhig, zumindest von außen. Eine versuchte Liebkosung seiner Freundin ignorierend sagt er zu Buch: »Ich habe gearbeitet und musste meinem Boss erklären, dass ich wieder einmal«, dann deutet er nur mit dem Kopf zu ihr, ohne sie anzusehen, »mitten am Tag ins Studio muss. Wie soll man so etwas auch näher erklären? Ich habe es ja selbst nicht glauben können, was Barbara gefaselt hat. Klang alles vollkommen wirr. Jetzt verstehe ich langsam«, er stößt einen tiefen Seufzer aus. »Meinen Boss - ich arbeite als Grafiker in einer kleinen Werbeagentur - geht das nichts an.« Er zieht die Schultern hoch. Sein dezenter Frankfurter Dialekt täuscht über seine südländischen Wurzeln hinweg. Keller folgt Buchs irritiertem Blick zu ihrem Freund, der, so scheint es bequem und unangestrengt, in Svastikasana sitzt. Ohne gefragt zu werden, gibt sie eine Antwort: »Ich habe es ihnen doch gesagt, Herr Hauptkommissar. Es gibt Ausnahmen. Çan ist Türke und er ist ein Yogi. Es gibt sie also doch, die Migranten-Yogis, falls ihnen diese Frage auf der Zunge lag.« »Sie können Gedanken lesen, Frau Keller.« Buch grinst. »Genau das wollte ich eben ansprechen.« Çans dunkle fast schwarze Augen sehen mit überlegener Zurückhaltung immer wieder während des Gesprächs zur Toten. Siegel entgeht nicht, dass sein Ausdruck und seine Gesichtsmimik dabei unverändert bleiben. Vielleicht die Anspannung? Sie ist erstaunt, dass er den Anblick der in Gurte gewickelten Leiche weder scheut noch zur Sprache bringt. Keine Fragen, als wäre dies ein Einrichtungsgegenstand, wenngleich auch ein Ungewöhnlicher. Die Zeit vergeht für eine Weile, ohne dass jemand etwas fragt oder sagt. Gologlü murmelt nachdenklich: »Sie hat Recht. Was sie erzählt, ist korrekt.« Im aufrechten Schneidersitz erklärt er: »Ich meine damit, dass tatsächlich keiner meiner Freunde, und davon sind etliche aus der Türkei, oder die Eltern sind türkisch, jemals selbst Yoga

gemacht hat. Nicht einmal probiert haben sie es. Ich spreche mit ihnen auch nicht mehr darüber. Die denken, ich sei eben immer bei Barbara. Die wissen gar nicht, dass ich Yoga mache. Das verstehen die nicht. Yoga ist in ihren Augen unmännlich.« Er schüttelt mit einem Grinsen den Kopf: »Vielleicht auch zu indisch oder hat etwas mit Religion zu tun.« Dann wandert sein Blick parallel zu dem seiner Freundin hinaus zu den Kastanienbäumen, seine Atmung gleichmäßig tief. Er zögert einen Moment, überlegt, ob er weiter sprechen soll. Dann setzt er grinsend fort: »Als ich meinen Kumpels zu Beginn einmal davon erzählt habe, haben sie mich ausgelacht. Später ging es ständig darum, ob man mit Yoga besseren Sex hat oder so. Sie haben sich lustig gemacht, vor allem meine arkadaşlar. Nicht die aus der Agentur, meine alten Kumpels aus der Nachbarschaft, meine Sandkastenfreunde! Sie haben sich amüsiert und nur noch über die Verrenkungen gesprochen und was man mit den Frauen alles machen könne. Voll erotisch und so. Hat mich echt genervt.«
»Und was erzählen sie ihnen jetzt so?«, fragt Buch. Gologlü sieht ihn an. Dann schüttelt er lächelnd den Kopf, als er die Frage versteht. »Naja, es hilft, um in Form zu bleiben. Ich habe Barbara damals im Cafe und nicht im Yogastudio kennen gelernt. Andrerseits war mir schnell klar. Barbara ohne Yoga ist auch nicht möglich. Also musste ich da durch.« Er schaut flüchtig zu ihr. »Zu Beginn fand ich Yoga ziemlich bescheuert! Alles tat mir weh. Sehr unsexy, sich so vor einer Frau zu zeigen, die man haben möchte.« Dann holt er tief Luft: »Aber Herr Kommissar, man wird tatsächlich beweglicher. « »Hauptkommissar«, verbessert ihn Buch. »Was ich eigentlich sagen will, Herr Hauptkommissar, du spürst dich besser. Du lernst deinen

Körper kennen. Die Sache, die meine Freunde mit dem Sex behauptet haben, stimmt vielleicht indirekt.« Er wird wieder still und versinkt in eigene Gedanken. Jetzt schaut er seiner Freundin erstmals ins Gesicht. Dann wieder zu Buch und Siegel. Zum Schluss verweilt sein Blick auf der Toten, ehe er ruhig weiter spricht. »Das tollste ist, wenn du meditierst. Wenn keine störenden Gedanken dich ablenken. Wenn du mit dir gänzlich in Harmonie bist und sich dein Körper so entspannt, dass du aufhörst ihn zu spüren. Das ist«, er stockt kurz und sagt dann, »... wie fliegen. Als würde man aus seinem lästigen Körper, seinem unnützen Gedankenkorsett endlich rausschlüpfen, eine unangenehme Schale abwerfen und über den Dingen schweben.« Siegel wird nachdenklich. Sie weiß wovon er spricht. Mit ruhiger Stimme spricht er von dem Zustand der Gedankenleere. »Herr Gologlü«, sie sieht ihn eindringlich an und fragt mit ihrer tiefen melancholischen Stimme. »Wo waren Sie gestern Abend nach 19 Uhr?« »Ich war zu Hause. Wollte noch den 'Tatort' schauen.« »Und? Haben sie ihn gesehen?«, mischt sich Buch in das Gespräch ein. Irritiert schaut Gologlü erst zu seiner Freundin und dann zu ihm. »Nicht wirklich.« »Worum ging es denn im gestrigen Tatort? Was war die Handlung?« »Ich sagte doch, dass ich nicht wirklich geschaut habe.« »Welches Paar hat ermittelt? Daran werden Sie sich ja noch erinnern, oder?« »Die Frankfurter. War ein Neuer dabei. Den kannte ich noch nicht. Ich kann mich an seinen Namen nicht erinnern. Den Schluss habe ich so oder so nicht mehr gesehen. So ein Mädel hat sich als Tochter ausgegeben und bei einer Familie eingeschlichen. Aber ich sagte doch schon. Ich war abgelenkt. Barbara...« »Wohnen Sie ebenso in Offenbach?«, unterbricht ihn Siegel. »Nein. Auf keinen Fall. Ich meine. Ich habe meine eigene Wohnung in Bonames. Da bin ich vor allem, wenn ich am nächsten Morgen früh raus muss. So wie heute.« »Und Sie? Haben Sie mit Herrn Gologlü telefoniert oder waren Sie bei ihm? Wo waren Sie?«, Buch sieht zu Keller. Sie blickt unsicher zu ihrem Freund, der ihr auffordernd zunickt: »Ich war der Grund, weswegen er den Tatort nicht bis zum Ende sehen konnte, denke ich.« Sie will weiter sprechen, aber dann hält sie nur die Luft an. »Die ganze Nacht?«, fragt Buch weiter. Nach einem Moment des Zögerns erwidert sie: »Nein. Ich war nur kurz da. So bis etwa zehn Uhr. Dann bin ich nach Hause.« »Warum sind Sie dann nach Hause?«, hakt Siegel nach. »Wir hatten einen Streit«, kommt Gologlüs kurze Antwort. »Worüber?«, fragt die Kriminalpsychologin, die immer noch auf der Matte direkt neben Keller und Gologlü sitzt. »Ist das jetzt ein Verhör oder was?«, erwidert sie gereizt und rückt ein Stück von Siegel weg. »Das geht sie nun wirklich nichts an. « »Sag's doch einfach«, raunt er ihr zu. »Was hat unser Streit mit ihrem Tod zu tun?«, blafft Keller ihn an. »Frau Keller, alle Details sind wichtig«, so Siegel. Gologlü fährt mit seinen Händen über seine eigenen Oberschenkel. Die Kriminalpsychologin vermutet, diese eher unbewusste Geste dient der eigenen Beruhigung. Und dennoch: Sein Bein wippt weiter. »Sie haben also beide ab etwa zehn Uhr keine Zeugen, wenn ich das richtig verstehe. Und die Stunde davor waren nur sie beide gemeinsam in der Wohnung in Bonames. Ist das so?« »Wie das eben so bei fast allen deutschen Familien an einem Sonntag Abend ist, oder?«, reagiert Gologlü genervt. Buch fragt unbeirrt weiter: »Ist Ihnen auf dem Heimweg oder eventuell sogar direkt vor Ihrer Haustür jemand begegnet, der sich an Sie erinnern könnte? Der Verkäufer in einem Kiosk oder vielleicht ein Busfahrer, ein Polizist? Denken Sie nach.« Kellers resignierter Blick driftet an Gologlü vorbei zur Toten. »Ich glaube nicht«, sagt sie. »Ich kann mich zumindest nicht daran erinnern, ob mich jemand gesehen hat. Ob ich jemanden gesehen habe…« Erschöpft ihr Ausdruck. Eine erste Träne auf der Wange. Sie zittert. Als würde ihr eben erst bewusst, was passiert ist. Siegel ist gerade dabei, eine weitere Frage zu stellen, als sie erneut vom Öffnen der Eingangstür unterbrochen wird. Alle vier sehen zum Empfangsraum, aus dem lautes Poltern und ein Stimmengewirr zu hören sind. Schließlich betreten die Kollegen der Spurensicherung, einer nach dem anderen, das Studio.

Herbst 2014

Kurz vor ihrer Abreise nach Österreich packt Nadine eilig ihre Sporttasche. Sie kam am Vorabend nicht mehr dazu und so muss sie es in den frühen Morgenstunden erledigen. Unentschlossen steht sie vor ihrem antiken Kleiderschrank aus Kirschbaum, einem Erbstück ihrer Oma. Sie starb in dem Jahr, als sie von zu Hause auszog. Ihr Vater wollte nichts von den alten Möbeln behalten. Sie behielt nur den Schrank, in dem sie sich als Kind öfters versteckte. Einmal mussten sie lange nach ihr suchen. Erst der Hund konnte ihr Versteck aufspüren und kratzte mit der Pfote an der Tür und winselte. Sie mochte den Geruch nach dem alten Holz und außerdem gab es immer etwas darin zu finden, mit dem man gut spielen konnte. Diese schöne Kindheitserinnerung hat sie sich jetzt in ihre Wohnung nach Sachsenhausen gestellt. Sie öffnet die Türen und ein feiner Hauch von Lavendelduft dringt aus dem Schrankinneren zu ihr. Es ist der Lavendel, den Camilla ihr im August aus dem Garten mitgebracht hat. Sie greift nach ihren beiden Lieblings-T-Shirts, einem dunkelroten Pullover und zwei Jeans. Sie zieht den Schal vom oberen Regal, man weiß ja nie, wie sich Anfang Herbst das Wetter entwickelt. Die Abende sind bereits kühl in Frankfurt. Nur tagsüber steigt das Thermometer auf angenehme achtzehn Grad. Sie nimmt die warmen Strümpfe in die Hand. Passail, der kleine Ort im Südosten Österreichs, Marinas neue Heimat, liegt auf mehr als sechshundert Meter Höhe. Da ist es auch tagsüber ein paar Grade kälter als in der Mitte Deutschlands. Marina sagte ihr, die Nächte wären sehr kalt in Passail, die Wetterprognosen der nächsten Tage nicht allzu rosig. Sie stopft ihren Lieblingsflanellpyjama in die Tasche, nicht ohne dass sie noch einmal mit der Handfläche über das weiche Material streift. Für sie steht fest, sie hat diesen Tapetenwechsel bitter nötig. Die Stadt hinter sich lassen, in ein anderes Land, eine andere Umgebung. Der Sommer war voller Termine, die Eröffnung von 'Yoga Süd', die Flyeraktion und zuletzt noch der Stress mit Camilla. Jürgen ergriff zuletzt dann doch noch unerwarteter Weise Partei für sie und riet seiner Frau, ihr etwas Zeit zu geben. Er ist doch manches Mal ein Schatz, denkt sie. Barbara hingegen war, seit sie auf die Woche Urlaub zu sprechen kam, nur noch schlecht gelaunt. Tagelang lag sie ihr in den Ohren, den Entschluss zu überdenken. Es wäre doch die Anfangs- und Aufbauphase des Studios. Barbara alleine könnte nicht allen Unterricht halten. Außerdem könnte sie ebenfalls ein paar Tage frei gut gebrauchen und so weiter. Schließlich hat Nadine ihre Reise um zwei Tage gekürzt, um sie zu besänftigen. Das ärgert sie jetzt im Nachhinein. Von der Woche wird sie beinahe zwanzig Stunden im Zug verbringen, denn die Flüge waren ihr in Anbetracht der kurzfristigen Buchung dann doch zu teuer. Die Steiermark ist fast tausend Kilometer entfernt, liegt weit im Osten, grenzt an Ungarn und die Zugverbindungen innerhalb Österreichs sind äußerst langsam. Warum musste Marina auch dahin heiraten! Das hat sie ihr schon mehrmals vorgeworfen. Sie kann es immer noch nicht fassen, ihre beste Freundin, so weit weg, in einem Kaff mit kaum viertausend Einwohnern. Eine nette Gemeinde, wunderschöne Berge und große Wälder und Wiesen, hält ihr die Freundin entgegen. Sie hat für sie eine Packung Bethmännchen eingepackt und eine Tafel Apfelweinschokolade, damit sie Frankfurt so richtig vermisst, denkt sie bei sich, und grinst. Marina hat die Frankfurter Marzipanspezialität schon immer geliebt. Sie wickelt den Schal um den Hals und setzt ihre Mütze auf, prüft nochmals, ob das Fenster in der Wohnung zu ist, lässt die Jalousien herunter und verschließt die Wohnungstür. »Tschüss Wohnung!«, flüstert sie aufgeregt und macht sich auf den Weg zum Bahnhof.

Sie mag das alte Bahnhofsgebäude mit seiner luftig hohen Glasstruktur und den runden Formen. Gewöhnlich kommt sie mit der U-Bahn angefahren. Doch an diesem frühen Morgen hat sie im Nachtbus gesessen und wählt unglücklicherweise etwas verschlafen den falschen Eingang zu den Bahngleisen. Nun muss sie sich vorbei an Hasch Rauchende und in Schlafsäcke Gerollte den Weg bahnen. Hier will die Bahn demnächst etwas verändern, hat sie einem Bericht der Zeitung entnommen. Sie planen neue Böden, saubere Zugänge, attraktive Geschäfte und wollen den Bahnhof komplett erneuern. Doch jetzt huscht sie durch den nach Urin riechenden, schmutzigen Seiteneingang. Obwohl sie in Ruhe gelassen wird, es ist erst fünf Uhr morgens, fühlt sie beim Blick auf die Obdachlosen eine Beklemmung. Die Angst, eventuell auch einmal so zu enden, sitzt tief. Einem ihrer früheren Schulfreunde ist es so ergangen. Hat einfach Pech gehabt und ist abgerutscht. Jetzt findet er keinen Job, weil er keinen Wohnsitz hat und keine Wohnung, weil er keine Arbeit hat. Ein Teufelskreis. Wie zum Schutz zieht sie die Mütze tiefer ins Gesicht, geht schneller. »Hey!«, raunt sie dann doch einer von der Seite an. Die Stimme klingt sympathisch jung, sie dreht sich um. Ein ungepflegter Typ in Jeans, löchrigem Pulli, mit verfilztem Haar, vielleicht Anfang zwanzig, streckt ihr die Hand entgegen. »Hast du'n Euro für mich?« Nadine ringt mit sich. Soll sie ihre Geldbörse heraus kramen, ihm einen Euro geben und die Gefahr eingehen, dass er ihr womöglich alles entreißt. Sie empfindet Mitleid für den Mann, der jünger ist als sie. Seine lichtblauen Augen sehen frech zu ihr. Ohne Scheu hält er ihr nun beide Hände hin. Sie erinnert sich, dass sie noch einen Apfel bei sich hat und fragt: »Hast du Hunger?« Er nickt. Sie hält ihm den Apfel hin, den sie schnell aus ihrer Jackentasche zieht. Er schaut auf den Apfel und dann wieder hoch zu ihr. »Hast du kein Geld?«, fragt er. Undankbarer Typ, denkt sie, am liebsten würde sie den Apfel wegpacken und weiter laufen. Sie ärgert sich, ihm überhaupt etwas zum Essen angeboten zu haben. »Du sagtest, du hast Hunger. Entweder den Apfel oder nichts«, ringt sie sich durch zu erwidern. Zu mehr fehlt ihr in dem düsteren Gang der Mut. Dann doch unerwartet reißt er ihr den Apfel aus der Hand. Sie sieht seine schmutzigen, schwarzen Fingernägel, seine vom Nikotin gelblich gefärbten Finger. Sie wendet sich ab und geht rasch weiter. Aufgeregt sucht sie die Anzeigetafel. Auf Gleis vierzehn steht ihr Zug. Am Bahnsteig ihres ICEs geht sie weiter in die Fahrtrichtung des Zugs. Sie möchte möglichst weit weg von der Halle sein und rechnet sich bessere Chancen aus, einen noch nicht reservierten Platz in einem der Großraumwagen zu finden. Die kleinen Zugabteile mag sie nicht. Bei ihren letzten Fahrten zu Marina hat sie alles ausprobiert. In den kleinen Abteils ist man seinem Gegenüber ausgeliefert, so ihre Erfahrung. Der eine riecht streng, ein anderer ist aufdringlich oder macht sich breit im Abteil. Wenn sie später doch noch den Platz wechseln wollte, fand sie keinen mehr. Sie bevorzugt den Großraumwagen. Da ist man in der Anonymität geschützt. Wenn sie Glück hat, setzt sich kein Passagier zu ihr und sie kann es sich auf beiden Sitzen gemütlich machen. An einem Fensterplatz in einem der letzten Waggons des Zugs lässt sie sich in den Sitz sinken. Nadine kuschelt sich in ihren dicken Schal, den sie für die häufig unterkühlten Großraumwagen dabei hat und denkt noch einmal an den jungen Typen eben in der Bahnhofshalle. Sie überlegt, was einen jungen Mann wie ihn, in so eine Situation getrieben hat. Hätte er andere Kleidung getragen und wäre sie ihm in einem anderen Umfeld begegnet, hätte sie ihn nicht bemerkt. Er wirkt unauffällig und noch nicht vollkommen verwahrlost. Wenn er Drogen nehmen sollte, so waren sein Körper und sein Gesicht noch nicht davon gezeichnet. Was für ein Schicksal steckt dahinter? Wie war seine Kindheit? Was treibt einen Mann wie diesen in eine derart ausweglose Situation? Sie kann nicht nachvollziehen, wie sich jemand so gehen lässt. Weshalb gerät jemand in den Kreislauf von Drogen und Alkohol und ab wann gibt sich jemand auf. Klar, sie kennt auch den täglich Kampf, um die Miete zu bezahlen, Essen zu finanzieren. Aber all das ist immer noch besser als zu betteln. Sie lauscht dem Zischen, als sich die Zugtüren schließen und dann ruckelt der Zug langsam los und hinaus aus dem Sackbahnhof. Schon bald liegt er hinter ihr und in der Kurve Richtung Süden sieht sie die Frankfurter Wolkenkratzer. An dem diesigen Morgen sieht der Main von der Zugbrücke geheimnisvoll schwarz aus, wie er sich durch die Stadt schlängelt. Je weiter sie sich von Frankfurt entfernen, desto kleiner werden Messeturm, das 'Bembel'-Gebäude und die neue moderne Europäische Zentralbank. Nach und nach verschwinden sie und nach einer kurzen Unterbrechung durch die Fahrscheinkontrolle hat sie die

Stadt bereits hinter sich gelassen. Müde und zufrieden schließt sie die Augen und freut sich auf den Urlaub, der vor ihr liegt.

Ihre Gedanken schweifen im Rhythmus des Zugs zu den verschiedenen Momenten der vergangenen Tage und Wochen zu Camilla, Jürgen, Barbara, Çan und 'Yoga Süd', bis sie schließlich weiter zurück in der Vergangenheit und ihrer besten Freundin Marina hängen bleiben. Sie erinnert sich an das Abschiedsfest vor zwei Jahren. Ein eigenartiges Fest war das. Erst wollte sie nicht hingehen. Aber ihre Freundin hat ihr damit Wochen lang in den Ohren gelegen. Schon alleine deshalb, weil sie im Schrebergarten von Jürgen und Camilla feierten, konnte sie dem Ereignis letztendlich nicht fern bleiben. War doch alles von ihr vermittelt worden. Organisiert waren Pavillons, Biertische und Bänke, ein großes Buffet und eingeladen waren mehr als sechzig Freunde. Sie lächelt vor sich hin, wenn sie an all die Freunde denkt, die da waren. Sie erinnert sich an die leckere Erdbeerbowle und fährt unbewusst mit ihrer Zunge über die Lippen. Marina verschenkte an diesem Tag all das, was sie nicht mitnehmen wollte. Sie ist der Meinung, ein Umzug sei ein guter Moment, um sich von Dingen zu trennen und auszumisten. Das genaue Gegenteil von Nadine, deren Wohnung mit Andenken und etlichen Sammelgegenständen, CDs und Büchern voll geräumt ist. Marina hat nahezu alle Bücher auf einen der Tische zum Verschenken gelegt. Darunter war auch ein Buch, das Nadine ihr zum fünfundzwanzigsten Geburtstag gegeben hatte. Sie waren damals gemeinsam bei der Präsentation des Buchs »Ich bin dann mal weg«. Marina konnte nur zur Lesung bleiben und musste danach schnell nach Hause. Sie erinnert sich nicht mehr, weshalb sie gehen musste. Sie selbst jedenfalls war noch geblieben. Sie beschloss, sich eine persönliche Widmung von dem Autoren Harpe Kerkeling zu holen und musste dafür ewig anstehen. Als sie Marina das Buch samt Widmung zum Geburtstag schenkte, war die Überraschung groß. Anscheinend hatte es jedoch für Marina später nicht mehr diesen Wert und so kam es, dass genau dieses Buch auf dem Geschenktisch landete. Nadine fragt sich, wie man so ein besonderes Geschenk nur weiter geben konnte. Sie ist darüber immer noch enttäuscht, insbesondere weil Camilla sich das Buch unter den Nagel riss. Marina beteuerte, wie sehr es sie freute, dass gerade Camilla sich dieses Buch ausgesucht hat. Was für ein Theater. Sie weiß doch genau, dass ihre Freundin Marina nie große Stücke auf Camilla gehalten hat. Sie war immer der Ansicht, Camilla würde Nadine nur ausnutzen. Nadine war jedenfalls während der Party betrübt. Immerhin zog ihre beste Freundin weg. Nein, sie war nicht nur betrübt. Sie war verbittert, wie Marina sie so alleine lassen konnte. Marina war auf dem Fest nirgendwo und überall. In ihrem Kummer hat Nadine sich mit der Erdbeerbowle getröstet. Sie verträgt kaum Alkohol und die Bowle war stark. Bald war sie locker unterwegs, verdrängte den Anlass des Festes. Felix, Marinas damaliger Freund und jetziger Ehemann, war selbstverständlich auch da. Sie verstanden sich auf Anhieb sehr gut. Fand ihn irgendwie süß, ein bisschen linkisch. Es war das erste Mal, dass sie sich mit ihm auch ohne Beisein ihrer Freundin unterhielt und ihn etwas besser kennen lernte. Sein steirischer Dialekt amüsierte sie bestens, die Sprüche rollten nur so hin und her. Beim Trinken konnte er sehr gut mithalten. Sie wohl nicht so gut, denn ein Teil des Abends endete in einem schwarzen Loch. Sie hat keine genauen Erinnerungen, wie es dazu führte. Irgendwann lagen sie und Felix in einem der Büsche hinter dem Gartenhaus. Sie wollte das gar nicht oder etwa doch? Sie weiß auch nicht mehr, wie weit sie es trieben. In einem lichten Moment, daran erinnert sie sich noch, als wäre es gestern, hat sie ihm in die Augen gesehen und begriff das Unfassbare. Sie beschimpfte ihn, stieß ihn weg und ohrfeigte sich selbst, um nüchtern zu werden. Tränen kullerten über die Wangen und er saß wie ein Häufchen Elend vor ihr, als er die Situation ebenfalls erfasste. Sie fühlten sich beide schrecklich. Sie versprachen einander, dies niemals Marina zu erzählen. Bis heute weiß ihre Freundin davon nichts. Sie hat es einfach nie übers Herz gebracht, es ihr zu beichten. Weder vor und erst recht nicht nach der Hochzeit fand sie einen passenden Augenblick für ein Geständnis. Und irgendwann war es einfach zu spät. Sie geht davon aus, Felix hat schon aus eigenem Interesse das Geheimnis gewahrt. Monate später, bei ihrem ersten Besuch in Passail, war ihr der Kontakt mit Felix unangenehm, sie mied ihn. Im Laufe der Zeit und von Besuch zu Besuch ist die Erdbeerbowlen-Erinnerung mehr und mehr in Vergessenheit geraten und ihr Umgang miteinander wieder entspannter. Ein schlechtes Gewissen hat sie nicht. Nadine und Marina haben sich auch einmal geküsst. Aber das liegt noch länger zurück. Die Gedanken um die fordernden Küsse mit Felix und um die weiche Schmuserei mit Marina im frühen jugendlichen Übermut kreisen in ihrem Kopf. Wer weiß, ob sie nicht Männer und Frauen mag? Wozu festlegen? Bilder und Eindrücke schwirren und verwirren. Wer weiß, was noch alles kommt?

11. Mai 2015

Siegel ärgert sich über den ungünstigen Zeitpunkt für das Eintreffen des Teams der Spurensicherung. Eben war Keller im Begriff, mehr aus sich heraus zu gehen und zu erzählen. Nun sitzt sie wieder still und ungerührt und starrt aus dem Fenster. Andrerseits müssen die Kollegen auch ihren Job machen. Je eher sie beginnen desto besser. Um die zehn Personen betreten den Raum. Einer nach dem anderen bahnt sich ausgerüstet mit Geräten, Koffern und einer Tragebahre den Weg ins Studio. Nicht zu ändern, ergibt sich die Kriminalpsychologin der Situation und grüßt in die Runde. »Ihr ward schnell«, sagt sie. »Man tut sein Bestes«, erwidert einer der Kollegen. »Hallo Wolfgang! Du auch wieder im Lande?« »Ja. Leider. Der Urlaub war wie immer zu kurz. Was ich von meinem Arbeitstag nicht ganz behaupten kann. Es sei denn«, er zwinkert ihr zu, »ich arbeite mit dir in einem Fall.« »Alles klar«, sagt sie zurück und lächelt verlegen. Sie mag ihn, aber vor den Kollegen ist es ihr unangenehm, wenn der um einige Jahre jüngere Kollege mit ihr so offensichtlich flirtet. Wolfgang Bär geht auf die Tote zu und im kreisförmigen Abstand von etwa einem Meter um sie herum. »Wie lange liegt sie denn schon so da?«, fragt er. »Seit gestern Nacht«, Siegel zieht die Schultern hoch und meint, die genaue Uhrzeit hoffentlich bald zu erfahren. »Tag Kai. Tag die Kollegen«, begrüßt eine hoch gewachsene hagere Frau erst den Hauptkommissar und dann die anderen. »Ich hoffe, dass ich darüber mehr Aufschluss geben kann, oder? Das hast du doch damit gemeint Flora, oder?«, sagt die Gerichtsmedizinerin und geht direkt auf die Leiche zu. »Das meinte ich Justina. Hallo«, erwidert Siegel den Gruß. »Oje oje. Die gute Frau ist ja wie eine Mumie verpackt. Die müssen wir erst einmal auswickeln, um dann festzustellen, dass es wie immer die üblich feige Art, nämlich eine Überdosis an Tabletten oder etwas Ähnliches gewesen ist. Es könnte natürlich auch ein simpler Genickbruch sein, wenn ich mir dieses verrenkte Bündel ansehe«, redet sie vor sich hin. »Trocken wie immer unsere Frau Doktor«, kommentiert Buch ihren Auftritt. »Na Kai, wer ist denn heute plötzlich zimperlich?«, sie sieht erst zu ihm und dann bleibt ihr Blick kurz bei Keller hängen, deren Augen mit Tränen benetzt sind, und ihrem Freund, der neben ihr sehr steif und aufrecht sitzt. »Sind Sie die Angehörigen der Toten?«, fragt die Ärztin, ohne wirklich an einer Antwort interessiert zu sein. Sie kniet sich neben das Opfer und besieht die geweiteten Pupillen und das fahle Gesicht der Toten. »So eine Schande. Sie war noch viel zu jung zum Sterben. Ich schätze so mein Alter. Um die 30, oder?«, dabei schaut sie fragend zu den beiden auf der Matte. Gologlü nickt. »Dachte ich mir schon. Eine tote junge, so weit ich sehe, attraktive Frau. Und das beim Yoga. Nicht sehr schön, nicht sehr schön«, murmelt sie weiter. Sie misst die Temperatur der Toten an der Stirn. »Noch nicht lange. Vielleicht zehn Stunden. Viel länger sicherlich nicht«, sie sieht auf die Uhr. »Das war kurz nach Mitternacht«, sagt sie zu Buch. »Na, dann wickelt sie mir bitte mal aus. Sie wird auch ohne die Gurte in dieser Stellung bleiben.« Siegel läuft ein Schauer über den Rücken bei dem Gedanken, dass die Ermordete in der Totenstarre eine Yogapose formen würde. »Andernfalls kann ich jetzt nicht viel machen«, fügt die Gerichtsmedizinerin hinzu und nickt auffordernd zu dem jungen Kollegen Bär, der gerade dabei ist, die

Schutzhandschuhe überzuziehen. »Einen kleinen Moment Frau Doktor. Nicht so eilig! Wir sind auch eben eingetroffen. Erst müssen ein paar Fotos gemacht werden und ich muss auch meine Arbeit machen. Überhaupt«, er sieht auffordernd zu Keller und Gologlü, »es wäre besser, wenn alle, die hier nicht arbeiten, den Tatort verlassen.« Siegel steht selbst auf und bittet die beiden neben sich, ebenso von den Matten aufzustehen. Keller und Gologlü bewegen sich nur langsam und stellen sich danach etwas verloren an die Seite des Studios. »Warten Sie noch einen Augenblick. Von Ihnen nehme ich dann gleich ein paar Fingerabdrücke«, sagt Bär in ihre Richtung und blickt sich suchend um. Er winkt einen jüngeren Kollegen mit Kamera um den Hals zu sich. »Paul! Komm' schon. Die Fotos!« Der Kollege zögert. »Geht's heute noch?«, mischt sich Buch ungeduldig ein. »Sie sind ja leichenblass. Hinterlassen Sie bloß keine eigenen Spuren am Tatort.« »Keine Sorge«, erwidert der junge Mann unsicher und beginnt direkt zu fotografieren. Bär verteidigt den jungen Kollegen, der für diesen Fall eingesprungen ist. Er werde es eine Weile als Tatort-Fotograf versuchen und dann entscheiden, ob er dabei bleibt, erklärt er. »Dass er gleich mit einem Mord beginnen muss, ist natürlich bitter«, so Siegel und weiter, »Hinter der Kamera ist es nicht ganz so schlimm Paul...?« »Immerlieb«, murmelt er. Siegel schaut verwirrt. »Ihr Nachname?« Er stellt ein Schild mit einer Nummer an die Kopfseite der Toten und wiederholt: »Immerlieb.« »Nee, oder?«, prustet Buch heraus, »bin sicher nicht der Erste von uns, der ...« Immerlieb ignoriert Buchs Reaktion und geht seiner Arbeit weiter nach. »Entschuldigen Sie, aber das ist ein ziemlicher Kontrast. Ich meine - Ihr Name - und wir hier von der

Mordkommission«, äußert sich Buch. »Bin's gewöhnt. Dieser Name ist immer und überall in unserer Gesellschaft ein Kontrast.« Er fotografiert aus unterschiedlichen Blickwinkeln, stellt immer wieder das Schild mit der nächst höheren Nummer davor. »Spannender als Food Shooter ist es allemal«, sagt er und da bemerkt Siegel sein Grinsen. »Aller Anfang ist schwer.« Siegel lächelt ihm aufmunternd zu. »Paul Immerlieb, der Food Shooter?«, mischt sich nun Gologlü in das Gespräch ein. Der Tatort-Fotograf hält inne und dreht sich zu ihm. »Çan?« Sie erkennen einander und nach einer kurzen Begrüßung fragt Immerlieb spontan, ohne sich weiter darüber Gedanken zu machen, was er denn hier mache. »Oh nein!«, entfährt es ihm jedoch gleich danach. »Ist das das Studio deiner Freundin?« Er stockt: »Und ist das da...«, er deutet zur Toten, »Ist das etwa ...?« Gologlü schüttelt den Kopf und zeigt zu seiner Freundin. »Gott sei Dank«, sagt Immerlieb sichtlich erleichtert und lächelt zu Keller. Siegel fällt auf, wie Keller auf die Tote starrt. Wie sie die Augen für einen Moment schließt. Den Kopf nach hinten wirft. Eine unerklärliche Geste, die ihr in diesem Zusammenhang nicht schlüssig ist. Gologlü sieht zu seiner Freundin. Ausdruckslos gibt er von sich, Nadine sei eine gute Freundin von ihnen beiden gewesen. »Das tut mir echt leid für euch«, sagt Immerlieb ohne seinen Blick von Çan zu nehmen. »Woher kennen Sie sich?«, fragt Buch. »Von der Agentur. Wir haben vor einem Jahr oder so?«, Immerlieb schaut zu Gologlü. »Ja, vor etwa einem Jahr. Wir haben zusammen bei einem Projekt gearbeitet. Çan ist ein begnadeter Grafiker.« Einen Moment steht er etwas unbeholfen vor Gologlü. Weiß nicht, was er weiter tun soll, bis Bär ihn auffordert, wieder zu fotografieren, damit die anderen ebenso ihre Arbeit machen können. Immerlieb ist ihm für die klare Ansage dankbar und widmet sich erneut dem Fotografieren. Bär nimmt in der Zwischenzeit die Fingerabdrücke von Keller und Gologlü. Dann wird es im Studio betriebsam. Es wird gewischt, gesucht, mit Kreide gezeichnet, nahezu unsichtbare Details mit Pinzette angefasst und in Plastiktüten gesteckt. Ehe man beginnt die Tote auszuwickeln, geht Buch zu Siegel. Flüstert ihr etwas ins Ohr. Sie nickt. »Ich denke wir sind hier wirklich nur noch im Weg. Kommen Sie bitte«, sagt sie zu Gologlü. »Wir würden uns gerne mit ihnen weiter unterhalten.« Gologlü starrt gebannt zur Toten, die sie nun beginnen auszuwickeln. Keller entweicht jeglicher Rest an Gesichtsfarbe. Buch deutet zu Siegel, die beiden jetzt hinaus zu geleiten. »Kommen Sie«, sagt sie und legt ihre Hand auf Kellers Schulter. »Zur Iris«, murmelt Keller und macht sich auf den Weg nach draußen. Plötzlich kann es ihr nicht schnell genug gehen. Ihr ist egal, ob die anderen mitkommen oder nicht. Es ist ihr anzumerken, dass sie es nicht mehr im Studio aushält. Sie will nur noch raus. Gologlü folgt ihr. Nur jetzt nicht die beiden alleine lassen, denkt Siegel. Sie gibt ihrem Kollegen ein Zeichen und geht direkt mit. Auch Buch möchte keine Zeit verlieren. Er weiß, die ersten Stunden und Tage nach einem Verbrechen sind die wichtigsten bei der Klärung eines Falles. Das ist der Moment, wo alles schnell gehen muss. Entweder wird der Täter oder die Täterin gestellt oder es dauert Monate, vielleicht sogar Jahre. Dauert es länger, wird die Aufklärung eines Falles zermürbend schwierig, wenn nicht sogar unmöglich. Buch möchte bei den ersten Fragen dabei sein. Er will die Reaktionen sehen, um sich ein Bild machen zu können. Und so beeilt er sich, für die

Kollegen der Spurensicherung noch ein paar wichtige Informationen zusammenzufassen, um sich danach so schnell wie möglich auf den Weg ins Cafe Iris zu machen. Den Weg kennt er. In dem Cafe hat er schon öfters gesessen, wenn er die Zeitung in Ruhe lesen wollte. Er mag das Cafe. Es ist nicht weit vom Studio entfernt, erinnert er sich. »Meldet euch, wenn's etwas Neues gibt!«, sagt er insbesondere zu Wolfgang Bär und eilt den anderen hinterher.

Herbst 2014

Nadine und Marina haben bereits Einiges in Passail und Umgebung in den ersten Tagen gemacht. Sich mit Freunden getroffen, ausgiebige Spaziergänge in der Natur gemacht, gemeinsam gekocht, und einmal genossen sie die Sauna in dem schönen Teichalmhotel. An ihrem vorletzten Abend in Österreich hat auch Felix sich die Zeit genommen, und so sitzen sie nun zu dritt in gemütlicher Stimmung bei Kerzenlicht am Tisch. Nadine lehnt sich satt zurück in ihrem Stuhl. Der wohlig warme Raum, das Licht der flackernden Kerzen und der gemütlich möblierte Wohnraum lassen in ihr ein zufriedenes Gefühl aufkommen. Die Fenster sind mit den von ihr damals zur Hochzeit selbst genähten hellgrünen Vorhängen verhangen. Leise begleitet Radiomusik ihre Gespräche. Anderthalb leere Flaschen Chardonnay aus dem Burgenland stehen seitlich neben den Weingläsern, die noch nicht ganz leer getrunken sind. Der Raum riecht nach Pute, Speck und frischen Kräutern. Als Abschluss des leckeren Abendessens serviert Marina eine Erdbeer-Schokoladentorte. In einem Moment ist es still und das Paar sieht in dem dämmrigen Schimmer glücklich zu Nadine. Sie kann es sich nicht erklären, aber mit einem Male fühlt sie eine Aufregung im Raum. Ein Prickeln jagt ihr über den Rücken. Die beiden schauen eine Weile lang still schweigend zu ihr. Nadine hat das Verlangen, diese Stille nicht zu brechen. Was möchten sie mir sagen, denkt sie. Erwarten sie etwa Nachwuchs? Diesen Gedanken schiebt sie jedoch schnell wieder beiseite. Nein, es ist etwas anderes, es fühlt sich so an, als wäre sie in dieses Schweigen mit eingeschlossen. Sie zupft nervös an ihrem

Pulloverärmel und spürt das Blut in ihren Kopf steigen. Warum ist sie aufgeregt? Was beschämt sie und lässt sie rot werden? Weshalb sagen die zwei nichts? Sie lenkt ihren Blick zur Erdbeertorte, einem Meisterwerk. Der Teig ist mit dunklen und hellen Schokoladestreifen wellig gezeichnet. Die Oberseite mit ganzen Erdbeeren und Sahnekränzchen garniert. Dann hält sie es nicht mehr aus und fragt: »Nun aber heraus mit der Sprache. Was ist los?« Marina fährt mit ihrem Zeigefinger etwa einen Zentimeter oberhalb einer Deko-Erdbeere Kreise. »Wunderst du dich nicht, woher ich in dieser Jahreszeit die Erdbeeren herhabe? Und überhaupt: Weshalb Erdbeeren?« »Tiefgekühlt - nehme ich an«, kommt die schlichte Antwort von Nadine. »Ja. Aber nicht mehr kalt. Sondern heiß«, flüstert Marina geheimnisvoll. Nadine fällt sprichwörtlich alles aus dem Gesicht. Sie wird es doch nicht etwa wissen, denkt sie, und beginnt heftiger zu atmen, versucht ihre Aufregung im Zaum zu halten. »Erdbeeren?«, sagt sie nochmals und fixiert Felix dabei mit ihrem Blick. »Erdbeeren«, wiederholt er mit sanfter Stimme. Die Situation wird immer grotesker und Nadine ist vollends verwirrt. Natürlich denkt sie in diesem Moment an die Erdbeerbowle und wird unsicher, ob ihre Freundin in das Geheimnis eingeweiht ist. Nochmals riskiert sie einen intensiv fragenden Blick zu Felix. Will wissen, was von ihm aus geht. Sie bemerkt sein hinreißendes Lächeln. Dann, sie kann es kaum glauben, fährt er sich langsam mit der Zunge über die Lippen. Nervös sieht sie zu Marina, die mit leicht geöffnetem Mund erst zu ihrem Mann und dann zu ihr schaut. Ist es Wirklichkeit oder bildet sie sich nur ein und ihre beste Freundin samt Ehemann machen sie gerade an, schießt es ihr durch den Kopf. »Tiefgekühlt und heiß«, äußert sie laut in der Hoffnung, sie darf mitspielen, wobei auch immer. Felix kommt ihr zu Hilfe und sagt: »In sinnlicher Erinnerung.« Ihre Gedanken machen Sprünge und lassen sie Worte wie Erdbeerbowle, Abschiedsfest und Küsse stammeln. Marina zieht dessen ungeachtet eine Erdbeere aus dem Teig und schiebt sie genussvoll mit ihren langen dunkelrot lackierten Fingernägeln in den Mund. Mit leicht geöffnetem Mund haucht sie ein »ich weiß«. Nadine blickt verloren zu Felix und sein ruhiger Blick lässt sie etwas ahnen. »Wir haben etwas vor mit dir«, sagt Marina schließlich und hält ihr eine Erdbeere direkt vor die Lippen. Reflexartig öffnet Nadine ihren Mund und Marina schiebt die süße Frucht hinein. Dann streicht sie mit dem Zeigefinger über ihre Oberlippe. Es prickelt und Nadine weiß, es war kein Versehen. Wieder ein Blick zu Felix, dann bekommt sie Gewissheit. Sie wollen beide etwas von ihr. Und als würde Felix ihre Gedanken lesen, fragt er sie: »Willst du?« Nadine holt tief Luft. Eindrücke und unterschiedliche Erinnerungen kommen hoch. Das Abschiedsfest mit der Bowle und dem Was-auch-immer mit Felix. Andrerseits die langen Nächte, in denen sie mit Marina durch gemacht, getanzt, getratscht, gekuschelt hat und auch als sie sich damals küssten, sich gegenseitig bei Liebeskummer trösteten, lachten oder einfach nur Quatsch trieben. »Wir möchten beide mit dir schlafen«, lässt Marina die Katze aus dem Sack. So direkt verschlägt es Nadine dann doch die Stimme. »Wie schaut's aus? Hast du Lust auf uns?«, fragt Felix ungeduldig und ebenso unverblümt. Spontan und aus dem Bauch heraus würde Nadine sofort »Ja!« rufen, doch etwas hält sie zurück. Felix und Marina schauen gespannt zu ihr. Sie warten. Nadine sieht vor ihrem inneren Auge sich mit beiden auf einem großen Bett liegen und empfindet Aufregung. Sie visualisiert gleichzeitig verschämte Seitenblicke, fühlt sich zerrissen, ist ängstlich. Ihre Stimme zittert, als sie ihre Bedenken ausspricht, eventuell danach beide zu verlieren. Marina legt den Kopf schief, fordert sie auf, mehr zu sagen. »Was wenn«, fährt Nadine fort, »einer von uns eifersüchtig wird oder sich verliebt. Mehr als es gut tut. Dreier sind aufregend, aber ...«, sie funkelt zu Felix, »gefährlich!« Er schüttelt den Kopf und hält dagegen: »Es geht um erotische Freuden und dem Wunsch, das Spiel und die Aufregung zu erweitern. Angst musst du keine haben. Ihr seid zwei wunderbare Frauen, die ich über alles begehre. Dennoch wird dies niemals eine Gefahr für die tiefe Liebe zu meiner Ehefrau bedeuten. Es wäre ein Geschenk.« Nadine sieht zu Marina, die beruhigend weiter spricht: »Keine Angst, Süße. Wir haben uns lange darüber unterhalten. Du bist weit genug weg, zumindest räumlich gesehen. Diese große Distanz reguliert Vieles automatisch. Es soll nichts Regelmäßiges entstehen. Ein Spiel. Ein Verlangen, dass sowohl Felix als auch ich schon lange haben. Mit dir.« Sie schenkt Nadine von dem Wein nach. Dann hält sie inne und fragt: »Oder hast du Angst, dich zu verlieben?«, sie sieht ihr lange in die Augen, ehe sie weiter spricht: »Wenn ja, dann vergiss, was wir dich eben gefragt haben.« Nadine lehnt sich im Stuhl zurück und umschließt mit den Fingern die Tasse. Der Dampf steigt auf. Sie versucht einen klaren Gedanken zu fassen, stattdessen fühlt sie eine Hitze in sich aufsteigen. Kann sie es überhaupt noch abwenden? »Angst, mich zu verlieben«, greift sie die Frage auf. »Das ist kaum noch möglich«, übernimmt sie beherzt das Spiel, »wo ich euch doch jetzt schon liebe.« Sie lächelt verführerisch, steht auf und geht in weichen

Schritten zu Felix. Das Spiel kann beginnen, denkt sie und lehnt sich von hinten über ihn. Riecht an seinem männlichen Duft, der die Erinnerung an die Büsche im Garten zurück holt. Mit ihren Händen massiert sie seinen Nacken, ihr Kopf ganz nahe an seinem Hals. Ihr Blick indessen weicht keinen Moment lang von Marina während ihre Brüste sich an seinen Hinterkopf schmiegen. Sie fühlt die Aufregung in ihrem ganzen Körper, schlängelt sich an seine Seite und beginnt ihn zu küssen. Immer noch sind ihre Augen auf Marina gerichtet. Mit der Zunge fährt sie über seine Schläfen. Als er nach ihr greifen möchte, bewegt sie sich geschmeidig an ihm vorbei, um den runden Tisch herum und hin zu Marina. Sie wechselt die Blickrichtung. Nun ruhen ihre Augen auf ihm, während sie ein ähnliches Spiel mit ihrer Freundin treibt. Felix steht auf und geht zu den zwei Frauen. Er ist so erregt und seine Stimme vibriert: »Ich denke, das war soviel wie ein Ja.« Nun beginnt er seine Frau zärtlich zu küssen, während seine Hände sich unter Nadines Pullover hoch tasten und er ihre Brüste berührt. Nadine küsst die weichen Lippen ihrer Freundin. Marina streichelt die Schläfen ihres Mannes. Er drückt die Knospen Nadines Brüste fester. Erregt lässt sie ab von Marinas Lippen und stöhnt: »Das habe ich mir immer schon vorgestellt. Ihr beide und ich. Wie schön ...«

11. Mai 2015

Im Cafe Iris, etwa zehn Gehminuten von 'Yoga Süd' entfernt, nehmen Buch und Siegel erneut einen Anlauf für ein Gespräch mit den Betroffenen. Die Zeit brennt unter den Fingernägeln. Siegel spricht direkt den Konflikt an, den Keller bereits im Studio erwähnte. »Der Streit«, sagt Keller nachdenklich, »eigentlich hat alles hier begonnen, hier im Cafe Iris«, holt sie aus. »Wann war das?«, fragt Siegel nach, »gestern oder schon länger her?« »Nein! Natürlich nicht gestern!«, erwidert Keller in ungewohnter Schärfe und kommt auf die Tage kurz vor der Eröffnung zu sprechen. »Voriges Jahr. Im Frühling. Damals, als alles noch in Ordnung war, mehr oder weniger ...«, beginnt sie bereitwillig zu erzählen. »Wir hatten viel zu tun. Seit Wochen renovierten Çan, Nadine und ich gemeinsam das Studio. Es war eine sehr schöne Zeit«, sagt sie wehmutsvoll, »wir standen kurz vor der Eröffnung. Es war aufregend. Alles war neu und wir waren voll Optimismus. Ich wollte etwas schaffen, das der großen Konkurrenz strotzt.« Sie erzählt, wie sie beinahe ein Jahr lang nach passenden Räumen gesucht hatte. Wie eine glückliche Fügung erschien es ihr, als ein Freund von diesem Dachstudio erzählte. »Von wem kam der Tipp?«, hakt Buch nach. »Von Bernd. Bernd Niemann, der Freund einer Yogaschülerin. Es hat mir auf Anhieb gefallen. Ein großer wunderbarer Raum, hell und vor allem ruhig. Sie kennen ja das Studio, haben es selbst gesehen. Ein neuer Boden musste rein, die Wände streichen und«, sie hält für einen Moment den Atem an, »nur noch ein bisschen Werbung machen. PR hier und PR da.« »Oh ja Barbara. Daran erinnere ich mich sehr gut. An die PR«, sagt Gologlü und rollt mit den Augen. Siegel folgt seinem Blick zum Eingangsbereich des Cafes. Eine Wand ist voll behängt mit Ankündigungszetteln. Davor steht ein kleiner überladener Tisch mit noch mehr Flyer und Broschüren. An der anderen Seite sind Edgar-Karten in einem Aufsteller und gratis Zeitschriften in ein Drahtgestell gestopft. Barbara erzählt, Nadine sollte ursprünglich von Beginn an bei ihr jeden Tag unterrichten. Sie habe jedoch noch vor der Eröffnung einen Rückzieher gemacht. Wollte das Risiko dann doch nicht eingehen. »Wo hat sie sonst unterrichtet? Oder hatte sie noch einen anderen Job?«, will Siegel wissen. Ihr entgeht nicht, wie Barbaras Stimmung wechselt. Spricht sie vom Studio und von den Anfängen, leuchten ihre Augen. So, als wäre der Mord überhaupt nicht geschehen. Sowie sie auf Probleme und Sorgen zu sprechen kommt, zieht sie die Schultern nach vorne und ihr Blick wird traurig nachdenklich. »Nadine hat bei 'Yogaland' gearbeitet. Schon seit mehr als zwei Jahren. Bei Camilla und Jürgen«, sagt sie und holt tief Luft. »Anfangs war sie nur an zwei Abenden in meinem Studio. Das war relativ problemlos. Doch seit dem Winter waren es vier Tage. Nadine hat seitdem praktisch sieben Tage die Woche gearbeitet. Bei Jürgen und Camilla konnte sie nicht reduzieren. Sie, oder besser gesagt, wir mussten eine Entscheidung treffen.« Keller schaut melancholisch zur Theke, dann fährt sie mit der flachen Hand über ihren dichten Haaransatz an der Stirn. »Erst kürzlich hat sie sich durchgerungen. Sie war dabei, den Job bei 'Yogaland' zu kündigen. Endlich haben wir genügend Schüler, sodass ich ihr an fünf Tagen regelmäßigen Unterricht anbieten konnte.« Sie zieht das Haarband aus ihrem schwarzen Haar, um eine widerspenstige Strähne aus dem Gesicht zu streichen und es dann wieder neu zu knoten. Der Bahnhof, direkt bei 'Yogaland', habe viele Kunden von dort vertrieben und zu ihr ins neue und vor allem ruhige Studio gebracht. »Es ist sehr schwierig, sich bei Unruhe und Lärm in einer Pose innerlich zurück zu ziehen. Vor allem Yoga-Anfänger stört jedes Geräusch: Züge, befahrene Straßen, Menschen in anderen Räumen oder Ähnliches. All das lenkt ab. Ich kenne das aus eigener Erfahrung. Von daher war es für mich oberste Prämisse, ein ruhiges Studio zu finden.« Sie schaut in die Runde. »Und das haben Sie ja selbst erlebt. Mein 'Yoga Süd' in dem idyllischen Hinterhof ist eine Oase«, sagt sie und hält nun beide Hände vor die Augen und verbirgt ihr Gesicht. Çan sieht zu seiner Freundin und sagt: »Und jetzt ohne deine liebe Freundin Nadine ist's noch stiller.« Siegel meint Bitterkeit zwischen den Zeilen seines Kommentars zu hören. Wenn sie doch beide eine gute Freundin verloren haben, müsste er einfühlsamer sein, denkt sie. Während Keller sprach, war er unruhig. Immer wieder blickte er zu ihr, zu Buch oder zu seiner Freundin, ohne lange bei einer Person zu verharren. Sein Bein wippt ständig, obwohl er krampfhaft versucht, seinen Tick unter Kontrolle zu halten. Ein schöner Mann, geht es ihr durch den Kopf. Seine Augen haben etwas Schweres. Vielleicht geht ihm der Mord doch nahe, unternimmt Siegel eine gedankliche Analyse. Hat er einen melancholischen Blick oder kommt eine Melancholie durch die Situation bedingt zum Ausdruck, fragt sie sich. »Hallo Barbara!«, die Bedienung, gekleidet in einer grünen knöchellangen Schürze, kommt mit einem Tablett an den Tisch. »Dich habe ich ja schon länger nicht mehr hier bei mir gesehen. Und dich auch nicht. Hallo Çan.« Sie lächelt unbekümmert in die

Runde. Ehe Barbara etwas erwidert, reagiert Buch blitzschnell. »Sie müssen Frau Iris sein, die Besitzerin dieses entzückenden Cafes oder?« »Ja«, antwortet sie und streift stolz über ihre Schürze mit der Aufschrift »Iris Cafe«. In Jeans und einem schwarzen Pulli gekleidet und mit ihrem rundlichen Gesicht und ihren großen blauen Augen wirkt sie jung wie eine Studentin. Nur ihre Hände sind von der Arbeit in Küche und Service gezeichnet. Siegel sieht den Menschen gerne auf die Hände. Das hilft ihr, sich schneller zu orientieren und sich von Gesicht und Mimik nicht in die Irre führen zu lassen. Während Gologlü und Keller makellose Hände haben, sind die Rillen und Furchen in der Haut von Iris tiefer, die Kuppen zum Teil von Lebensmitteln gefärbt. Gologlü holt Luft und will erklären, doch Buch ist wieder schneller. »Darf ich vorstellen. Das ist meine Kollegin Flora Siegel. Mein Name ist Kai Buch. Wir arbeiten bei der Polizei in Frankfurt«, er blickt kurz zu seiner Kollegin. »Iris Mathes«, stellt die Cafeinhaberin sich vor. Buch erklärt, im Yogastudio sei eingebrochen worden und gegenwärtig die Spurensicherung vor Ort. Deswegen seien sie zu ihr ins Cafe gekommen. »Dort stören wir nur«, Buch und Siegel ergänzen einander gekonnt in einer knappen Schilderung. Sie haben diese Taktik schon einmal angewandt. Sie sind geübt. Mathes setzt sich an den Tisch und bemerkt nicht, wie sich Keller und Gologlü irritierte Blicke zuwerfen. »Mir kommt vor, als ob das Studio eben erst eröffnet wurde. Ist ja auch erst ein Jahr her, oder?« Keller nickt. »Mensch, Barbara, ich hoffe du bist gut versichert? Ist viel beschädigt worden? Oder, ist sogar jemandem ...«, ihr Blick bleibt bei Kellers traurigen Augen hängen. Siegel bemerkt es und stößt ihren Kollegen unter dem Tisch mit dem Fuß. Er stellt umgehend zur Ablenkung eine Gegenfrage: »Frau Mathes, ist Ihnen vielleicht gestern Nachmittag oder am frühen Abend etwas in Ihrem Cafe aufgefallen? Gab es einen Vorfall, von dem Sie sagen, das war ungewöhnlich?« Iris Mathes schaut zur Theke zurück, ob sie eventuell gebraucht wird. Unschlüssig stammelt sie: »Mmmh, da war etwas. Ich meine. Da war schon lange dieser Streit. Du«, sie schaut zu Keller, »Nadine, Çan, Camilla, Jürgen.« Sie ist abgelenkt. »Warten Sie einen Moment, bitte. Ich bin gleich zurück«, sagt Mathes und geht an die Theke. Nach einem Wortwechsel mit ihrem Personal kehrt sie wieder an den Tisch und setzt sich neben Gologlü. »Als hätte ich es geahnt«, sagt sie nachdenklich, »dieser Streit zwischen euch. Es hat doch schon damals bei der Eröffnung Probleme gegeben, oder?«, sie vergewissert sich mit einem fragenden Blick zu ihm. »Das ist nie richtig verebbt, oder? Und nun sollte doch Nadine komplett zu euch wechseln!« »Woher weißt du das?«, fährt Gologlü aufgeregt dazwischen und funkelt seine Freundin an. Siegel schiebt ein ruhiges »Alles der Reihe nach«, dazwischen. »Was meinten Sie mit dem Satz, Sie hätten es geahnt?« Dann erzählt Mathes eine merkwürdige Geschichte, die sie am Vorabend beobacht hat. Dem selben Abend, an dem der Mord geschehen ist.

Herbst 2014

Seit einer Woche ist Nadine wieder zurück in Frankfurt. Weder Marina noch Felix sind erreichbar oder haben sich seitdem gemeldet. Kein Skype, kein Telefon, keine Mails. Ihr ist klar, so war die Vereinbarung. Vorerst eine Pause von vier Wochen und später, mit etwas Distanz, würden sie wieder miteinander kommunizieren. Und doch kann und will sie es nicht wahr haben. Marina ist ihre beste Freundin! Und Felix, sie ist sicher, empfindet mehr für sie als nur Freundschaft. Sie lümmelt schon den ganzen Tag auf ihrer Couch. Der Fernseher ist an und sie verfolgt beliebig Talkshows, Kochsendungen, Handwerkeranleitungen, Scheidungsberatungen und sieht sie doch nicht. Leere Chips-Tüten liegen auf dem Tisch, Krümel und unzählige Plastikwasserflaschen auf dem Boden. Mit großer Mühe erhebt sie sich von ihrem Gelage, zieht schleppend ihre Füße nach, füllt Wasser in den Wasserkocher und schlurft von der Anrichte aus weiter ins Badezimmer. Sie blickt in den Spiegel und zwei rot umrandete Augen starren zurück. Die Nase, einst schmal und aristokratisch, ist nun aufgedunsen und dunkelrot. Das weite T-Shirt, das sie trägt, hat sie an ihrem letzten Abend in Passail einfach mitgehen lassen. In Erinnerung streicht sie mit der Hand über den verblichenen blass blauen Baumwollstoff. Dann schneidet der Signalton des Telefons schrill in ihr Gehör. Den Bruchteil einer Sekunde hegt sie die Hoffnung, es sind ihre Freunde in Österreich. Mit dieser erfreulichen Aussicht hastet sie zum Apparat, um anstelle der österreichischen Vorwahl im Display enttäuscht 'Yogaland' zu lesen. Sie schnieft laut. Weder mit Jürgen noch mit Camilla möchte sie sprechen. Die SMS vor drei Tagen mit der Info, sie sei eine Woche krank geschrieben, müsse langen, denkt sie. Barbara hat ihre Krankmeldung immerhin auch kommentarlos hingenommen und lässt sie in Ruhe. Sie benötigt diese Zeit bitter für sich. Seit der Heimreise fühlt sie sich, als habe man ihr mit voller Wucht in den Magen geboxt, den Boden unter den Füßen weggezogen und zugleich einen Eimer Lauge über den Kopf geschüttet. Nichts in ihrem Leben hat sich jemals so fies angefühlt. Das Telefon schreit immer noch enervierend vor sich hin. Wie lange dauert es, bis Jürgen oder Camilla endlich kapiert, sie will weder mit dem einen noch mit dem anderen sprechen. Wie viele verdammte Male muss es schellen, ehe endlich der bescheuerte AB angeht, flucht sie vor sich hin. Endlich Stille. Für einen Augenblick. Dann, keine Minute später, läutet jemand an der Haustür. Der Klingelton ist ähnlich und ihr Nervenkostüm dünn. »Verdammte Scheiße. Lasst mich in Ruhe!«, schimpft sie vor sich hin. Sie reißt den Hörer der Fernsprechanlage an sich und will schon laut werden, als es mit einem Male direkt neben ihr an die Tür klopft. Es ist ein eher zaghaftes Klopfen. Den Hörer immer noch in der Hand, öffnet sie die Tür mit einem Ruck. »Was ist!«, schnauzt sie ihr Gegenüber vom Türrahmen aus an. Der junge Mann steht etwas eingeschüchtert vor ihr, faselt etwas von Sanitätsdienst der Caritas und einer Spende, die alten armen Leuten helfen und deren Krankenhaustransporte übernehmen würde. In seiner weißen Arbeitskleidung, einer Akte unter dem Arm, und seinem jungen Ehrgeiz, etwas Gutes zu tun, schreckt er bei dem harschen Auftritt von Nadine zurück. »Entschuldigen Sie bitte«, sagt er mit zurückhaltender Stimme, »ich wollte, ich wusste nicht, dass Sie. Ich nehme an, Sie sind krank?« Sie schnaubt einmal tief und sagt nur kurz und bestimmt: »Kommen Sie ein andermal.« Keine Entschuldigung, kein freundliches Wort, kein Abschied. Sie schließt die Tür, lehnt sich von innen mit dem Rücken daran und fühlt sich noch elender. Sie hört noch wie der Mann, er sieht so jung aus, muss gerade erst sein Abitur hinter sich haben, an der nächsten Tür schellt. Um diese Uhrzeit sind vor allem Alte und Kranke, so wie sie selbst, im Haus. Genau seine Zielgruppe. Sie weiß, seine Zeitpunktwahl für eine Akquise ist perfekt gewählt. Einen Tee wollte sie sich machen, fällt ihr wieder ein. Bekümmert und voll Selbstmitleid macht sie sich auf den Weg. Ihre Wohnung besteht aus nur einem Zimmer plus Bad. Selbst die Küchenzeile ist Teil von Schlaf- und Wohnraum zugleich. Es ist eine kleine äußerst voll geräumte Wohnung. Viel zu wenig Platz, weswegen die Regale überquellen und die Schranktüren kaum noch zu schließen sind. Keine Abstellflächen, die als solche noch genutzt werden könnten. Am Boden befindet sich nur eine frei geräumte Fläche von etwa ein mal zwei Metern, die sie für ihre Yogaübungen nutzt. Von daher sind auch auf den zwei Quadratmetern meist ihre Matte und ein paar Decken ausgebreitet. Immerhin hat sie einen Balkon. Der ist ihr ganzes Glück. Heute nicht. Es ist zu herbstlich, zu kalt. Wieder schellt es an der Tür. »Das glaube ich jetzt aber nicht!«, raunt sie genervt. Dieses Mal wirft sie einen Blick in den Spiegel an der Garderobe. Ein verwahrlostes Gesicht sieht zurück, die blonden Haare hängen strähnig nach unten. Sie zieht die Mütze über den Kopf, dann macht sie die Tür auf. Holt tief Luft, will laut werden, will ihren Unmut loswerden. Nur dieses Mal steht Jürgen vor der Tür. Er schaut sie spitzbübisch an und sagt bloß: »Ooops. Du siehst echt scheiße aus.« Nicht oft verschlägt es ihr die Sprache. Aber Jürgen blickt dermaßen amüsiert und zugleich irritiert, sodass sie ihn schweigend einen Moment lang ansieht. Er hat sie nicht in so einem Zustand erwartet. Sie hat ihn überhaupt nicht erwartet. Und so glotzen sie einen Moment lang einander an, ohne etwas zu sagen. »Bingo«, ist schließlich das erste Sinn entleerte Wort, das Nadine einfällt. Dann beginnt sie zu lachen. Erst zaghaft und dann immer lauter, bis sie sich nicht mehr halten kann und ihr Tränen über die Augen kullern. Sie schnieft und trieft und schüttet sich aus vor Lachen. »Schön, dass dich mein Anblick so erheitert«, sagt er trocken. »Komm' rein«, seufzt sie. »Was ist denn los mit dir, Kleine«, er legt seinen Arm um sie, sie lehnt sich an seine Schulter. »Möchtest du auch einen Tee?«, fragt sie ihn und schaut ihn mit ihren rot geränderten Augen an, »Malve?« »Warum nicht«, sagt er und hält sie fest im Arm. Nadine fühlt, wie er sie hält. Sie spürt den Druck seines starken Arms und ist nicht sicher, ob es angenehm ist oder ob etwas anderes dahinter steckt. Zu sehr ist sie in ihr Selbstmitleid verstrickt und durch die Erlebnisse von Österreich abgelenkt. Noch kann sie seine Geste nicht einordnen.

11. Mai 2015

»Der Kuchen ist mir beinahe im Hals stecken geblieben«, sagt Siegel und betritt als erste das Büro. »Für dich auch einen Kaffee?«, fragt Buch in eigene Gedanken versunken. »Nein. Erst einmal nicht. Ich hab' genug für heute.« Buch verschwindet in der Mitarbeiterküche, um später mit einem großen Milchkaffee zurück zu kommen. Der Schaum wippt bei jedem Schritt, so sehr hat er die Tasse gefüllt. Ihr Blick wandert über ihren Schreibtisch hinweg zu ihm. Mit einem sehnsüchtigen Blick auf den duftenden Kaffee äußert sie: »Allerdings, wenn ich das so sehe und rieche, dann hätte ich eventuell doch gerne einen.« »Wenn Frauen nur ein einziges Mal klar sagen würden, was sie möchten. Meine Tochter ist genauso! Warum ist das immer so kompliziert mit euch Frauen?« Er stellt seine Tasse auf ihrem Tisch ab und verlässt nochmals das Büro. Siegel nimmt die Tasse hoch und schlürft von dem Kaffee. Ein weißer Milchschaumrand bildet sich auf ihrer Oberlippe. Dann öffnet sie ihren Laptop und startet einige Programme. Buch kommt zurück. Dieses Mal mit einer noch größeren Tasse und Milchschaumhäubchen. »Ich fand den Milchkaffee im Cafe Iris nicht sonderlich gut«, kommentiert er, »der kommt geschmacklich nicht einmal annähernd an meinen 'Kripo-Kaffee'.« Buch schiebt seine Papierstapel nach links, damit er seine Tasse auf seinem übervollen Schreibtisch abstellen kann. »Danke dir, mein Lieber. Er ist wirklich der Beste«, sagt Siegel in ihrer wohlig tiefen Stimme und deutet auf den Kaffee vor sich. Siegel lehnt sich für einen Moment genüsslich zurück und lässt den Duft in ihre Nase ziehen. Der Büroraum mit seinem spärlichen Mobiliar wirkt ungemütlich nüchtern. Der lichtbraune grazile Schreibtisch mit durchsichtiger Schreibunterlage vor ihr wirkt dezent. Abgesehen von Laptop und ein paar Schreibutensilien in einem Behältnis ist die Fläche vollkommen leer geräumt. Hingegen ist Buchs Schreibtisch voll mit Ordnern, Schreibstiften, Locher, Hefter und Unterlagen neben dem großen Computermonitor. Seine Kaffeetasse ist inmitten der Ablagetürme nur noch wegen des aufsteigenden Dampfes zu sehen. Zwischen den beiden Schreibtischen stehen zwei Metall-Lederstühle. Auf der Fensterbank des Büros ist eine vernachlässigte Palme lieblos abgestellt. Der Stiel der Pflanze ist lange, nur ganz oben sind ein paar wenige Palmenblätter. An den Wänden hängt eine große Magnetwand, daneben eine Landkarte des Rhein-Maingebiets. »Glaubst du Iris Mathes? Ich meine, das, was sie erzählt hat, ist schon ziemlich verrückt.« »Warum nicht?«, erwidert Buch, »es gibt keinen Grund weswegen sie uns hätte anlügen sollen. Außerdem«, fügt er noch an, »werden wir schon sehr bald wissen, ob sie die Wahrheit gesagt hat.« Lautes Pochen an der Tür unterbricht ihr Gespräch. Sogleich wird die Bürotür mit einem Ruck geöffnet und Bär schaut in den Raum. »Stör' ich?«, fragt er. Ohne auf die Antwort zu warten, betritt er den Raum und setzt sich auf einen der Stühle in der Mitte. Buch zieht die Brauen hoch und kommentiert dies mit: »Aber nein. Du störst nie. Bitte setz dich doch.« Bär hat mehrere Papiere und Tüten in der Hand, die er nun hoch hält. »Spuren gibt es leider genügend. Wie zu erwarten, gibt es in dem Yogastudio jede Menge Abdrücke. Die zuzuordnen wird die größere Herausforderung sein.« Dann legt er bis auf eine Tüte die Dinge auf Buchs Schreibtisch. »Habe ich mir schon fast gedacht«, gibt Buch von sich und schlürft vom Kaffee. »Oh, Kai. Könntest du mir auch so einen leckeren Kaffee machen?« »Nein. Kannst du selbst.« »Ach Kai. Du machst ihn viel besser«, bemüht er sich um seine Gunst. »Nun denn Wolfgang«, unterbricht Siegel. »Was habt ihr denn gefunden? Spann uns nicht so auf die Folter. Was ist das für eine Tüte in deiner Hand?« Bär wendet sich ihr zu und starrt nun ebenso sehnsüchtig auf ihre dampfende Kaffeetasse, die sie auf dem Tisch abstellt. »Mensch Kai, ihr hast du auch einen gemacht.« »Mach' schon. Erzähl uns, was du weißt und dann lass uns weiter arbeiten.« Buch trommelt mit den Fingern ungeduldig auf der Tischplatte. »Wie ich bereits erwähnte. Es gibt unzählige Fingerabdrücke überall und inklusive denen von Keller und ihres Freundes.« »Gologlü«, antwortet Siegel. »Wir werden die Spuren gewiss später noch brauchen«, meint Buch, »Das bringt uns wieder zu der Tatsache, wir müssen unbedingt heute noch zu den beiden von 'Yogaland' gehen. Sind ihre Spuren auch in dem Studio, hätten wir zumindest einen ersten Anhaltspunkt.« Siegel macht einen genüsslichen Schluck ihres Kaffees. »Soll ich zu ihr gehen und du zu ihm?«, fragt sie Buch und wendet sich sodann nochmals an Bär: »Sag' mal, kannst du dir so etwas vorstellen, Wolfgang? Die Besitzerin des Cafes sah angeblich, dass die Inhaberin der anderen Yogaschule, in der Nadine Sonnen auch noch gearbeitet hat, diese am helllichten Tage betäubt haben soll.« »Klingt etwas unwahrscheinlich«, gibt Bär leise von sich und hält die Plastiktüte hoch. »Nun sag' endlich. Was ist da drinnen?«, fragt Buch ungeduldig. »Ein lila Baumwollfaden«, Bär hält die Tüte hoch wie eine Trophäe, »lag direkt neben der Toten. Könnte von einem Schal oder einem Pullover stammen.« »Prima! Das werden wir sicher noch brauchen«, lobt ihn Buch. »Das macht alles keinen Sinn!«, führt Siegel ihre eigenen Gedanken fort. »Die Frau betäubt Sonnen im Cafe vor mehreren Zeugen. Zerrt sie ins Studio und bringt sie um? Das ist doch viel zu auffällig.« Siegel schaut skeptisch erst zu Bär und dann zu Buch. »Nur warum sollte Mathes lügen?«, entgegnet Buch und weiter: »Außerdem hat sie lediglich gesagt, Sonnen wurde mit einem Male übel und Pascal begleitete sie nach draußen.« Für einen Moment schweigt Siegel. »Lass uns nochmals etwas früher ansetzen«, sagt sie. »Begonnen hat alles mit dem Streit der beiden Studios um eine Yogalehrerin und eventuell war es auch ein Buhlen um eine Freundin. Nadine Sonnen sagt ihrer alten Chefin, sie werde von nun an nur noch bei der anderen arbeiten. Pascal ist verletzt, eifersüchtig, vielleicht sogar panisch. Ihr Geschäft gerät in Gefahr.« Buch kontert: »Aber das war doch keine Tat aus einem Affekt. Das war doch vorbereitet. Wer hat bitte Betäubungstabletten dabei?« Siegel schüttelt den Kopf. »Vielleicht waren es Schmerztabletten? Oder Schlaftabletten und Pascal hat diese immer in ihrer Handtasche?« Der Hauptkommissar ist unschlüssig: »Nur warum trinken die beiden Sekt? Es klingt nicht gerade nach einem Streit. Es muss etwas zu feiern gegeben haben.« Dann lehnt er sich zurück im Stuhl und streicht mit seiner Hand über sein Hemd, das über den kleinen Bauchansatz spannt. »Wir müssen auf den Bericht von Justina warten«, sagt er. Siegel skizziert als Linkshänderin geübt mit linker Hand eine Raumansicht des Cafes. Bär geht hinter sie und beugt sich über ihre Schulter. Sie spürt seinen heißen Atem und empfindet es als ein sehr angenehmes Gefühl. Er riecht gut, mein Lieblingskollege, denkt sie bei sich und zeichnet weiter. Bär betrachtet die Skizze, krault seinen kurzen Bart und sagt ganz nahe an ihrem Ohr: »Das Cafe kenne ich. Der Weg vom Cafe zum Studio ist nicht weit.« Buch steht ebenfalls auf und geht zu ihrem Tisch. Er zeigt auf die Skizze und deutet auf den Ausgang des Cafes zu dem kleinen Innenhof. »Zu dieser Jahreszeit sitzen Abends bestimmt keine Gäste im Freien. Gestern auch nicht. War zu kalt«, sagt er, »vielleicht hat sie jemand von oben beobachtet, von den Wohnungen herunter oder durch die Fenster im Cafe.« »Das bedeutet«, ergänzt Siegel, »sie konnte Sonnen sehr wohl weg bringen, ohne wirklich aufzufallen. Wenn sie nur leicht benommen war, dann hat sich das Opfer bei ihr wahrscheinlich untergehakt. Sie gehen ohne Weiteres zum Studio. Möglicherweise ist sie dort erst zusammen gebrochen. Oder der Mörder hat sie dort erwartet?« »Und entweder hat Pascal sie alleine oder sie haben sie zu zweit in diese Baumwollbänder gewickelt«, ergänzt Buch. »Gurte. Man nennt diese im Yoga Gurte«, berichtigt ihn Siegel. »Und dann, meinst du, nur weil sie zu einem anderen Studio wechselt, hat Pascal sie getötet?«, gibt Buch skeptisch von sich. »Das ist doch eine ziemlich ungewöhnliche Reaktion auf einen Jobwechsel!« Buch setzt sich wieder an seinen Schreibtisch. Siegel äußert nachdenklich: »Ich finde diesen Gologlü ziemlich windig.« Bär lacht: »Windig? Was meinst du denn damit?« Siegel fährt abwesend mit den Fingern zu ihrem Mund. Gedanklich ist sie wieder im Yogastudio und der Leiche. Als sie ihre Fingerkuppen auf der Lippe spürt, zieht sie die Finger reflexartig weg. Dann hebt sie die Tasse an und atmet den Duft des Kaffee eins. »Er war recht nervös«, sagt sie, »und die Stimmung zwischen ihm und seiner Freundin, so schien es mir zumindest, ist nicht gut.

Irgendwie konnte ich nicht wirklich merken, dass Gologlü von dem Mord, ich meine damit vor allem von der Brutalität des Mordes, geschockt war. Sonnen war doch auch seine Freundin, oder? Da war keine empathische Geste zwischen ihm und Keller.« Buch stimmt ihr zu und ergänzt: »Außerdem hat er die ganze Zeit krampfhaft versucht, sein wippendes Bein im Zaum zu halten.« Siegel schmunzelt. Sie verstehen einander. Sie mag es, mit ihm zusammen zu arbeiten. Oft denkt er wie sie und ihm fallen ähnliche Dinge auf. »Ich denke, wir müssen los«, sagt er plötzlich und steht auf. »Wolfgang, wir benötigen die Liste aller Yogaschüler beider Studios. Eventuell auch die alten Listen, damit wir sehen können, wer bereits von 'Yogaland' zu 'Yoga Süd' gewechselt hat und wer bei Sonnen im Unterricht war. Außerdem eine Aufstellung der Nachbarn beim Studio und beim Cafe. Wir müssen erfahren, ob irgend jemand an diesem Sonntag Abend etwas beobachtet hat. Mertens und Schiller haben schon mit einigen Anwohnern geredet. Frag' die beiden, damit ihr nicht doppelt arbeitet.» »Na dann«, äußert Bär und geht zur Tür, »Ist mein Tag gerettet. Dachte schon, ich könnte es nach meinem Urlaub langsam angehen.« Siegel steht ebenso auf und Bär hilft ihr galant in die Jacke. Ihr ist es vor Buch unangenehm und doch freut sie sich über diese schöne altmodische Geste. »Ich werde direkt zur Yogini Pascal fahren. Und du zu Jürgen Winkel?«, sie schaut abwartend zu ihrem Kollegen. »Das hatte ich vor«, erwidert Buch. »Wir müssen beide gleichzeitig vernehmen, um nicht noch mehr Zeit zu verlieren.« Er zögert. »Sollte nicht Wolfgang eventuell besser doch mit dir mitkommen, Flora?« »Denke mal, du hast genug zu tun, oder?«, wehrt sie ab und schaut dabei zu Bär. »Außerdem müssen wir jetzt schnell sein.«

»Das schon, aber sie ist, nach der Geschichte von Mathes, unsere Hauptverdächtige«, wendet Buch fürsorglich ein. »Das geht in Ordnung, Kai. Die beiden dürfen keine Chance haben, miteinander zu sprechen. Und wenn wir parallel die Gespräche führen, können wir davon ausgehen, dass es klappt. Alles andere würde gegen uns arbeiten.« Buch ist unschlüssig. »Ich rufe dich auf jeden Fall gleich an«, versichert Siegel ihm und macht sich auf den Weg. Buch dreht sich noch einmal um zu Bär. Er müsse auch mehr über die Yogastudios erfahren. Bär solle recherchieren, ob es Foren oder Seiten gebe, die über irgend einen Streit berichten. »Ich sehe schon. Die meiste Arbeit....«, Bär will sich weiter beschweren, entscheidet sich dann aber anders. Er nimmt Siegels Tasse in die Hand und trinkt ihren Kaffee leer. »Wirklich sehr lecker, Herr Hauptkommissar. Warum nur bekomme ich nie so einen Kaffee?« »Warten wir mal ab, was deine Ergebnisse bringen. Vielleicht ist ja doch noch ein 'Kripo-Kaffee' für dich drinnen.« An der Tür dreht er sich noch einmal um, »danke Wolfgang«, und verschwindet.

Herbst 2014

Als Jürgen die Wohnung betritt, fällt Nadine erstmals das Chaos auf, das über die paar Tage in den vier Wänden entstanden ist. Sie schaut auf das aufgewühlte Bett und spürt seine Nähe, seinen Atem sowie den sanften Druck seines Arms um ihre Schulter. In demselben Augenblick wird ihr klar, es war ein Fehler, ihn herein zu bitten. Seine Nähe fühlt sich irgendwie beklemmend an. Vor einem Jahr noch hätte sie es sicherlich nicht so empfunden. Aber seit sie nicht mehr ausschließlich für 'Yogaland' arbeitet, hat sich sein Verhalten ihr gegenüber verändert. Früher wurde sie wie ein Familienmitglied behandelt. Sie war einfach immer da, wurde in alle Angelegenheiten mit einbezogen, egal ob geschäftlich oder privat. Sie war in alles eingeweiht. Er, Camilla und sie waren ein Team. Erst war sie die Schülerin, später die Schülerin, die assistiert und danach eben diejenige, die unterrichtet. Seit sie nicht mehr täglich im Studio ist und sich auch privat mehr zurückzog, hat sich, so empfindet sie es, sein Blick auf sie verändert. Er hat sie mit einer neuen für sie ungewohnten Art von Aufmerksamkeit bedacht. Im Studio hat sie den Flirt nie als unangenehm empfunden, hat es vielleicht sogar genossen, als Frau mit allen Kurven wahrgenommen zu werden. Aber hier in den eigenen vier Wänden fühlt sich seine Nähe plötzlich unangenehm an. Sie spürt ihre eigene Schwäche und ein Angstschauer läuft ihr über den Rücken. Sie schält sich vorsichtig aus seinem Griff. »Ich mache jetzt Tee«, sagt sie mit ihrer festesten Stimme, um zu signalisieren, mehr werde er nicht bekommen. Nadine geht aufrecht von ihm weg und spürt doch die Weichheit in ihren Knien. Jürgen setzt sich in der

Zwischenzeit auf das Bett und wartet. Viel lieber hätte sie ihn auf der Couch gesehen. Die jedoch ist zu voll geräumt. Sie spürt seine Augen, die ihr bei all ihren Handlungen folgen und beginnt zu erzählen. Erst Belangloses und dann, um keine Stille entstehen zu lassen, spricht sie von ihrem Besuch in Österreich. Sie erzählt mehr, als sie vorhatte zu sagen. Sie versucht zu erklären, weswegen sie ein paar Tage für sich braucht und sich unwohl fühlt. Dann beginnt sie die Dinge vom Sofa zu schieben, will sich setzen. Jürgen streicht mit der Hand über den Platz neben sich. »Komm schon zu mir«, sagt er mit weicher Stimme und dennoch sehr bestimmt. Sie weiß dem nichts zu entgegnen. Er ist doch ein guter Freund, redet sie sich ein und setzt sich mit der heißen Tassen neben ihn. »Ein wirklich leckerer Tee. Malve«, sagt sie, um mehr Belanglosigkeit in die Stimmung zu bringen. Sie schaut in seine blassen Augen, betrachtet seinen blassen Teint und mag sein Lächeln für einen Moment. Sie schöpft wieder Vertrauen, spricht über sich und ihre wirre Gefühlswelt. Sie hat das Bedürfnis, mit jemandem darüber zu reden. Warum nicht mit ihm? Eine Zeit lang fühlt sie sich verstanden. Er rutscht näher, als sie von ihren Zweifeln redet, etwas Falsches gemacht zu haben. Jürgen tröstet, spricht ihr zu. In ihrer Einsamkeit ist sie ihm dankbar. Mit wem sonst könnte sie darüber sprechen, als mit ihm? Er lässt sie weiter reden, legt den Arm um sie. Als sie wieder etwas Abstand haben möchte, hält er sie fest. Umgreift ihre Hüfte, hat sie im Griff. Es ist nur ein Bruchteil einer Sekunde, in der die Stimmung kippt. Sie friert. Ihre inneren Alarmglocken gehen an. Instinktiv fühlt sie, das ist keine fürsorgliche Umarmung. Jedoch anstatt ihn wegzustoßen, redet sie weiter, flüchtet sich ins Sprechen. Meidet es, ihn dabei anzusehen. Redet schneller, als könne ihr Redefluss ihn von seiner Absicht abhalten. Erst als er seine und ihre Tasse auf den Boden stellt, hat sie Gewissheit. Jürgen sagt, »ich verstehe«, und die eine Hand hält ihre Hüfte fest, während seine zweite Hand über ihre Wange streicht, die Schultern und hinunter bis zur Brust. So als wäre es ganz normal, lässt er eine Hand auf ihrem Busen ruhen. »Nicht doch«, sagt sie leise und getraut sich nicht, sich zu bewegen. Aus Angst sich dieser Wirklichkeit zu stellen, beamt sie sich weg. Ignoriert seine Hand. Wie in einem Spiel bewegt er seine Hand weiter nach unten und tastet sich unter ihr T-Shirt. Sie trägt keinen BH. Warum auch. Sie hatte nicht vor, wegzugehen oder jemanden zu empfangen. Sie hält die Luft an, als er sie auf der blanken Haut nach oben streichelt, bis seine Finger fest ihre Warze massieren. »Bitte nicht«, fleht sie kaum hörbar und vermag es noch immer nicht, sich zu bewegen. »Fühlst du die Erregung. Deine Warze ist schon ganz hart«, flüstert er ganz leise in ihr Ohr. Sie will es nicht wahrhaben. Sie hofft immer noch, es ist nur ein Spiel. Er will sie testen. Mit einem Male wird er aufhören und lachen, sie in Ruhe lassen. Immer noch starrt sie geradeaus. Nur nicht bewegen. Es ist nichts, redet sie sich ein. Sie glaubt, wenn sie steif sitzen bleibt, wird ihr nichts passieren. Nun ist auch seine zweite Hand im Spiel mit ihrem Busen. Sein Gesicht ganz nahe, seine Zunge fährt um ihr Ohr. Je aufdringlicher er wird, desto mehr verliert sie sich selbst. Hört auf sich zu spüren. Dann packen seine starken Arme ihren starren Körper, legen ihn aufs Bett. Nun blickt sie ihm geradewegs ins Gesicht. Seine Blässe ist ihr zuwider, das schüttere rotblonde Haar abstoßend. Er blickt kurz hinunter auf seinen Hosenschlitz. Ungeduldig öffnet er den

Reißverschluss und zieht seine Hose nach unten. Unverhohlen wie in Trance fixiert sie sein Glied, dass weit nach vorne steht. »Alles für dich«, sagt er lüstern. Mit einer Hand hält er sie, die sich immer noch nicht wehrt, fest. Mit der anderen reißt er ihre Jogginghose nach unten. Als er das Höschen packt wird ihr heiß. Panisch klammert sie sich mit ihren Fingern an ihrem String fest. Sie will es nicht. Und doch hat sie keine Kraft, weiß nicht was sie tun kann, um ihn zu stoppen. Ihre Gedanken schießen im Zick Zack hin und her, sind ohne Ziel und ängstlich. Sie sagt in einem Anflug von Klarheit: »Was wird Camilla dazu sagen?« »Du bist wirklich süß. Weißt du das?«, sagt er weiterhin nach ihr lechzend und grinst. »Lass mich bitte«, fleht sie ihn an. Ihr Bitten macht ihn noch geiler, seine Handlungen werden noch zudringlicher. Sein steifes Glied berührt ihre Haut und lässt sie zusammen zucken. Er legt sich auf sie und sagt: »Komm meine Kleine, vergiss Camilla. Es macht ihr nichts. Wir führen eine offene Beziehung.« Dann will er ihre Lippen küssen. Sie dreht den Kopf zur Seite. »Komm schon, Nadine.« Er hält sie fest und bewegt seine Hüfte auf und nieder. Stöhnt. »Ich begehre dich schon lange. Du weißt es und spielst mit mir.« Sie weiß nichts zu erwidern, ist wie gelähmt. »Du bist heiß«, sein Atem wird heftig, er schleckt über ihr Gesicht. Ängstlich sagt sie: »Aber ich bin keine...« Er breitet seine Hand fest über ihre Lippen aus und gebietet ihr zu schweigen. Das Wort 'Geliebte' bleibt ihr im Halse stecken. Sein Griff ist unnachgiebig, seine Gier unaufhaltsam. Ihr Herz rast, die Augen groß. Sie spürt, es ist zu spät, er ist zu stark und sie kann sich nicht wehren. Mit einer schnellen Bewegung reißt er ihr nun auch das letzte schützende Kleidungsstück, das Höschen, nach unten. Dann geht alles schnell. Er dringt in sie ein und sagt: »Ich fick dich. Und du magst das. Du hast doch nur darauf gewartet.« »Lass mich«, winselt sie, was ihn wiederum noch mehr antreibt. Er will seine Zunge in ihren Mund schieben und sie dreht wieder ihren Kopf im letzten Moment zur Seite. Es ekelt sie und doch ist sie feucht. Sie hasst ihn und ist verwirrt über ihre Sexualität. »Komm meine Kleine. Ich mache dich glücklich«, sagt er schnaufend, »sei mein gutes Mädchen.« Das ist zu viel für sie. Sie bäumt sich auf und gibt ein lautes aggressives »Lass es!«, als Widerworte. Es ist zu spät. Er hört sie nicht mehr. Sieht nicht ihren Widerstand. Ist nur noch in seiner Lust. Reibt auf und ab, beißt in ihre Nippel. Sie schreit. Versucht ihn mit beiden Händen von sich zu drücken. Als würde ihr Widerstand ihn noch mehr antreiben und aufheizen. Seine Bewegungen werden stärker und ungestümer. In einem Moment der Unachtsamkeit fährt seine Zunge in ihren Mund und bis an die rückwärtige Gaumenwand. Sie würgt. Er stöhnt. Sie zappelt. Er stößt. Kaum befreit sie sich aus seinem Mund, schreit sie nochmals flehend »Lass!« Als würde sie eben erst begreifen, was mit ihr geschieht, kommen die Kräfte zurück in ihren Körper, in ihren Geist. Sie will ihn mit aller Kraft von sich drücken. Er hingegen hält sie mit seinen unnachgiebigen starken Armen fest. Ist wild auf ihr. Fährt rauf und runter. Seine Erregung blockiert all seine anderen Sinne. Sie erkennt es, gefangen in ihrer eigenen Starre, den Mund verzerrt. Noch einmal stößt er fest zu, begleitet von einem tiefen brünstigen Schrei. Kommt in ihr und sackt hernach mit seinem Gewicht auf sie. Es ist vorbei. Sie wimmert: »Ich hasse dich.« Seine nunmehr schlappen Arme geben sie frei. Sie entzieht sich seinem Glied und rollt zur Seite. »Du warst so feucht, meine Kleine. Du wolltest es...« Sie fährt ihn an, nutzt seine Schwäche. »Nein! Nichts wollte ich. Verdammt. Du Arsch. Jetzt geh!«, schluchzt sie. Er küsst sie auf die Schulter. Sie zuckt und zieht sich zurück. Er steht auf. Sie vergräbt ihr Gesicht im Kissen. Will ihn nicht sehen. Hört, wie er seine Hose hochzieht, seinen Reißverschluss zumacht, seine Socken anzieht. Jede seiner Bewegungen wird von ihren verwundeten, empfindsamen Sinnen dreifach wahrgenommen. Alles schmerzt. Ohne ein weiteres Wort zu verlieren, widmet er sich seinem Ankleiden. Zwischendurch spürt sie seinen Blick auf ihrem Rücken. Sie bleibt liegen. Er geht. Als sie die Tür ins Schloss fallen hört, heult sie auf. Bleibt zitternd mit ihrem Höschen um die Knöchel in der Embryostellung liegen. Die Beine fest aneinander geklemmt, als könnte ihr dies jetzt noch helfen. »Ich hasse ihn«, schluchzt sie, »ich verachte ihn!« Sie schiebt das Kissen weg und starrt benommen durch das Fensterglas der Balkontür. Selbst das trübe Tageslicht brennt in den Augen. Alles schmerzt. Eine Weile bleibt sie in dieser Haltung liegen. Fühlt sich nicht in der Lage aufzustehen. Hat Angst, wenn sie sich bewegt, würde sie seinen Duft wieder riechen, würde sein Samen noch tiefer in sie eindringen. Hält den Atem an. Der Ekel lässt sie würgen. Schließlich hält sie es nicht mehr aus. Seitlich rollt sie aus dem Bett und wirft dabei die Teetassen um. Starrt auf den Tee, der über das Parkett rinnt. Ihr ist's egal. Sie schleppt sich zum Bad. Schritt für Schritt beginnt sie die Situation zu erfassen. Langsam wird ihr klar, was passiert ist. Nein, sie wollte es nicht. Warum nur hat sie sich nicht gewehrt? Warum hat sie ihn nicht abgehalten? Was hat ihn denken lassen, sie würde es auch wollen? Er hat sie einfach genommen. Keiner wird ihr glauben. Sie weiß sicher, Jürgen hat ihr Gewalt angetan. Sie spürt den

Schmerz zwischen den Beinen, die Angst, das gelähmte Grauen. Ihre Hilflosigkeit. Wo sie ihm doch so vertraut hat. Was war das eben mit ihm? Im Bad reißt sie das T-Shirt über den Kopf und stellt sich unter die Dusche. Den Blick in den Spiegel meidet sie. Sie will sich an nichts erinnern, vor allem nicht an den eigenen Anblick danach. Will auslöschen, was war. Das Wasser muss heiß sein. Der Wasserstahl soll hart auf ihren missbrauchten Körper prasseln. Sie hält den Mund offen, will die Erinnerung an seine schleimige Zunge wegspülen. Sie lehnt sich an die Wand und hofft auf erlösende Reinigung durch das Wasser. Beginnt mit dem Massage-Handschuh ihre Scham zu schrubben. Peu à peu begreift sie, was ihr widerfahren ist. Kommt raus aus ihrer Apathie. Fasst ihre Wut in Worte. »Dieses Arschloch«, sagt sie immer wieder, »dieser ekelhafte Drecksschwanz«, jammert sie. Tränen von Enttäuschung und Scham vermischen sich mit dem heißen Wasser. Und sie schrubbt und schrubbt und schrubbt, bis sie ihren geschändeten Körper nicht mehr spürt.

11. Mai 2015

Zum zweiten Mal an diesem Tag fährt Siegel in den Frankfurter Stadtteil Sachsenhausen. Sie nimmt die U-Bahn, das ist die schnellste Möglichkeit vom Polizeipräsidium aus. Außerdem kann sie dann noch schnell ein paar Notizen während der Fahrt machen, die sie für das Gespräch nutzen möchte. Mit einem Schmunzeln schweift sie gedanklich ab zu Wolfgang und wie er ihr in die Jacke geholfen hat. Er ist wirklich ein Schatz, denkt sie. Wenn er nur ein paar Jahre älter wäre, sinniert sie. Kurz danach jedoch denkt sie an die Warnung 'Niemals eine Beziehung an der Arbeitsstelle!'. Es ist immer besser, sich nicht mit einem Kollegen einzulassen. Ein Lebensmotto in weiser Voraussicht, nach dem sie bislang immer gut gefahren ist. So verlockend auch Gedanken an Wolfgang sind, sie wird eisern bleiben - auch bei der nächsten Firmenfeier. Als wolle sie ihren Vorsatz bestärken, richtet sie sich gerade auf und zieht voll Tatendrang den Block aus ihrer Tasche. Macht ein paar Notizen und spürt eine langsam aufkeimende Anspannung vor dem Interview. Sie ist immer nervös, wenn sie eine wichtige Aufgabe alleine bewältigen muss. Nicht, dass sie sich dies nicht zutrauen würde. Es ist eher der Anspruch an sich selbst, keine Fehler zu machen. Nichts auszulassen, alles zu bemerken und die richtigen Fragen im richtigen Moment zu stellen. Von der U-Bahnstation am Schweizer Platz sind es nochmals etwa eine viertel Stunde zu Fuß, bis sie vor dem Haus steht. Pascal wohnt in einem schönen Haus aus der Zeit der Jahrhundertwende, top renoviert und mit einer prachtvollen Fassade. Die Eingangstür ist nicht abgesperrt Sie geht entschlossen das großzügig gestaltete helle Treppenhaus nach oben. Sie schellt an der Wohnungstür und eine hagere, um einen halben Kopf größere Frau, öffnet die Tür. Ihr kurzes rotblondes Haar ist verstrubbelt, als wäre sie eben erst aufgestanden. Die etwa Vierzig-Jährige grüßt sie mit belegter Stimme und einem mürrischen Gesichtsausdruck. Unwillkürlich wirft die Kriminalpsychologin einen Blick auf die Armbanduhr. Es ist bereits nach elf Uhr. Hat die Frau noch geschlafen, fragt sie sich und wünscht in diesem Moment, ihr Kollege Buch wäre an ihrer Seite. Er kann bei ruppigen Frauen immer sehr charmant sein und die Stimmung zum Besseren wenden. Buch jedoch ist in der Zwischenzeit beim Geschäftsführer von 'Yogaland'. Siegel holt tief Luft und erkundigt sich: »Frau Pascal?« »Und wer sind Sie?«, schnellt die Frage ohne Sympathie zurück. »Guten Tag«, versucht Siegel zurückhaltend das Gespräch in eine freundlichere Richtung zu lenken, »mein Name ist Flora Siegel; Kommissariat Frankfurt. Es geht um einen Vorfall bei 'Yoga Süd', dem Studio von Frau Keller. Darf ich reinkommen? Ich würde darüber ungern im Treppenhaus mit Ihnen sprechen.« »Diese Schlange«, zischt Pascal, kehrt ihr sogleich den Rücken zu und geht ohne weitere Kommentare zurück in die Wohnung. Siegel zieht die Tür hinter sich zu und folgt ihr durch den Flur in ein geräumiges Wohnzimmer. Die schöne Altbauwohnung hat mindestens drei Meter hohe Wände und an der Decke einen gut erhaltenen Stuck mit mittig einer Rosette. Ein Luster hängt herab, die bunten Glassteine tanzen in der Höhe und brechen das Licht auf eine fröhliche Art. Es riecht nach Räucherstäbchen, wobei sie keines entdecken kann, das noch angesteckt ist. Das Fenster ist mit einem goldgelben Baumwollvorhang verhängt und taucht den Raum in eine warme etwas dunklere Atmosphäre. »Sie haben Yoga gemacht?«, fragt Siegel, um einen Gesprächsanfang zu finden. »Bin eben fertig«, erwidert Pascal immer noch frostig. Sie beugt sich nach unten, rollt die Yogamatte zusammen, »andernfalls hätte ich Ihnen wohl kaum aufgemacht.« Sie zieht den Vorhang zur Seite und lässt das indirekte Sonnenlicht, da die Fenster zum Norden zeigen, in den Raum. »Würde ich noch Yoga machen, hätte ich Ihnen erst gar nicht aufgemacht. Da lasse ich mich prinzipiell nicht stören. Das ist meine Zeit. Die lasse ich mir durch nichts und niemanden nehmen«, so ihre schroffe Erklärung. »Da habe ich ja nochmals Glück gehabt«, sagt Siegel sarkastisch jedoch zurückhaltend leise und nimmt unaufgefordert Platz auf dem Sofa. Die deckenhohen Regale seitlich sind mit Büchern über Yoga und indische Philosophie gefüllt sowie mit mythischen Skulpturen. Neben einem sitzenden Buddha aus Ton, steht ein auf der Flöte spielender bronzener Krishna und ebenfalls aus Bronze eine weitere indische Gottheit mit vielen Armen beim Tanz. Aus ihrer Tasche zieht Siegel einen Stift, den Block und ihr Mobiltelefon. Sie wirft einen kurzen Blick auf das Display und liest die Nachricht ihres Kollegen. Sie streckt ihren Oberkörper, verlängert die Wirbelsäule, weitet ihre Brust und stellt beide Füße fest auf den Boden. Sie wartet bis Pascal sich vor ihr auf den Sessel niederlässt, dann ist sie bereit. »Was gibt es Neues von der Schlange?«, fragt diese und schaut ihr angriffslustig in das Gesicht. »Das würden wir gerne von Ihnen erfahren, Frau Pascal. Hatten Sie dieser Tage Kontakt mit Frau Sonnen?« Camilla Pascal rubbelt sich mit den Fingern durch das kurze Haar: »Ich dachte es geht um Frau Keller?« »Ich sprach vom Studio von Frau Keller.« Siegel wartet mit weiteren

Ausführungen. Sie kann die Stille gut aushalten. Ohne Fragen zu stellen, ohne selbst zu viel preiszugeben, einfach nur zu sitzen, zu beobachten, zu warten bis ihr Gegenüber auspackt. Sie erkennt eine steigende Nervosität Pascals und vermutet dahinter den Vorfall im Cafe Iris. Die Befragte ist eine Frau, die nichts verheimlichen kann. In ihrem Gesicht lässt sich jede innere Regung ablesen. Nun steht sie unsicher aber mit einem Ruck auf, geht zu einem kleinen Abstelltisch und holt einen Krug Wasser mit zwei Gläsern. Sie schenkt beiden ein: »Sie möchten doch auch ein stilles Wasser?«, suggeriert Pascal. »So, so. Sie sind also vom Kommissariat Frankfurt«, redet sie weiter. Siegel nickt. »Was möchten Sie von mir hören?« Siegel kommt auf Sonnens Tätigkeit als Yogalehrerin bei 'Yogaland' zu sprechen. Sie möchte ihr nur einen dünnen Halm reichen, der das Gespräch ankitzeln soll. Es klappt. »Warum hat gearbeitet?«, hakt Pascal gereizt nach, »sie ist noch in einer Vertragsverpflichtung bei uns. Noch hat sie nicht aufgehört.« »Das haben wir von Frau Keller anders gehört«, korrigiert Siegel sie in ihrer dunklen weichen Stimme. »Was geht das Barbara überhaupt an? Das ist eine Angelegenheit zwischen Nadine und mir, und uns«, korrigiert sie sich. »Übrigens bin ich auf Barbara überhaupt nicht gut zu sprechen. Diese Schlange hat alles unternommen, um uns fertig zu machen«, erwidert sie. Und dann spricht sie aufgebracht wieder ausführlich von Keller und einem Krieg der Werbung: »Auf jedem Auto klemmen täglich Handzettel von 'Yoga Süd'. Sogar vor meinem eigenen Auto hat sie nicht zurück geschreckt. Die spinnt!«, äußert sie wütend. Im Cafe Iris sei es eine tägliche Aufgabe, die Flyer von Barbara zu entfernen, um die eigenen wieder hinzulegen. »Ganz zu schweigen von den Druckkosten!«, platzt sie heraus. Barbara und dieser Türke haben diesen Krieg angezettelt und immer wieder voran getrieben. Auch in anderen Kneipen, in den Apotheken, beim Supermarkt oder im Drogeriemarkt seien ihre Flyer nie länger als ein, zwei Tage gelegen. »Sie muss ständig ihre Schüler und auch Nadine durch Sachsenhausen jagen, um unsere Flyer zu entfernen. Es ist ein PR-Krieg, ein Kampf der Sachsenhäuser Yogastudios!« Sie ist zornig und jedes Mal faucht sie den Namen der Konkurrentin. »Den Sie beide betrieben haben«, wendet Siegel ein und fährt sich mit der Hand nachdenklich erst über die Lippen und dann über das Kinn. Pascal zieht ihre Schultern hoch. Sie sieht in keiner Weise eine Verantwortung für diesen Streit auf ihrer Seite. Dann ist es für eine Weile ruhig. Sie atmet tief und lange aus und kurz ein. Sie versucht sich selbst unter Kontrolle zu halten und zu beruhigen, fällt Siegel auf. Sie selbst wendet die gleiche Atemtechnik an, nur unauffälliger. »Was noch?«, fährt Pascal sie ungeduldig an. »Meine ursprüngliche Frage an Sie war die, nach Ihrem letzten Kontakt zu Nadine Sonnen. Schon vergessen?«, provoziert Siegel, »War Sonnen in diesem PR-Krieg nur verwickelt oder war es mehr? Hatten sie eine Auseinandersetzung mit ihrer eigenen Angestellten?«

Herbst 2014

Frisch geduscht möchte sich Nadine im weichen flauschigen Bademantel auf die Couch setzen. Alles was noch darauf liegt, fegt sie nun mit einer aggressiven Handbewegung zu Boden. Warum ist ihr das vorhin nicht gelungen? So schnell kann man Platz machen, wenn man nur möchte! Sie setzt sich, zieht die Beine schützend an die Brust und umklammert sie. Dann lässt sie das Kinn auf ihre Knie sinken und starrt vor sich hin. Immer wieder hat sie sein hechelndes Gesicht vor sich. »Du willst es doch auch!«, hört sie Jürgens Worte immer wieder und spürt Ekel in sich hoch kriechen. Bei jedem Atemzug kann sie ihn immer noch riechen. Selbst der Malventee ist mit Jürgens Testosteron geschwängertem Duft vermengt. Er war doch immer der gute Freund! Seit vier Jahren oder sogar schon länger. Nie und nimmer hat sie etwas Derartiges von ihm befürchtet. Wie oft saßen sie Abends gemeinsam im Studio. Nach dem Unterricht. Sprachen über Gott und die Welt. Er stand ihr bei, wenn sie ihre Eltern vermisste, vermittelte ihr Geborgenheit. Und jetzt? Sie war darauf absolut nicht vorbereitet. Er hat alles in nur einer einzigen Stunde zerstört, vernichtet. Es kommt Nadine alles wie ein schrecklicher Albtraum vor. In ihrem Schockzustand und gefangen in Selbstmitleid hat sie Sehnsucht, mit jemandem darüber zu sprechen. Nur mit wem? Sie weiß nicht, wem sie sich damit anvertrauen kann. Sie schämt sich. Immer wieder kommen Zweifel auf, inwieweit der Sex ihre eigene Schuld war. Hat sie nicht selbst dazu beigetragen, so wie sich die Situation entwickeln konnte. Sie weiß, sie hat mit ihm im Studio manches Mal geflirtet. Vielleicht hat ihn das ermutigt? Für sie war es ein

Necken, ein Späßchen. Er ist doch verheiratet, hat sie immer gedacht und wähnte sich in Sicherheit. Sie war doch die gute Freundin, die kleine Schülerin und er der Lehrmeister, der Guru, der Vaterersatz. Wohl doch nur in ihren Augen, denkt sie bitter. Warum nur ließ sie ihn rein in die Wohnung? Sie macht sich Vorwürfe, doch andrerseits fragt sie sich, warum darf man keinen guten Freund in die Wohnung lassen? Früher einmal dachte sie, so etwas würde nur anderen Frauen passieren. Und nun ihr! Warum hat sie nicht bemerkt, wie die Situation gekippt ist. Wie kann man nur so dumm, so vertrauensselig, so schwach sein, scheltet sie sich. Zugleich entwickelt sie Wut gegen den Verrat einer Freundschaft. Sie hat ihm vertraut und er hat ihr das angetan! Sie hat es zu keinem Zeitpunkt gewollt. Hat es ihm gesagt. Immer wieder. Und er? Er hätte auf sie hören müssen. Er tat ihr weh. Er ist schlecht. Nicht sie. Gedanken von Vergeltung beginnen in ihr zu keimen. Erst sind es nur ein paar vereinzelte abstruse Ideen, die in ihrem Kopf umherschwirren, doch immerhin, sie befreien sie aus der Opferrolle. Mit wachsender Wut verdrängt sie den Schmerz in ihrem Schambereich. Peu à peu zieht sie sich mit ihren letzten Kräften aus dieser irrealen Verstrickung von Schuldgefühlen. Es gelingt ein erster Blick weg von sich und nach vorne in die Zukunft. Mit diesem Perspektivewechsel nimmt sie ihr Umfeld wieder deutlicher wahr. Sie sieht die Unordnung in ihrer Wohnung. Die Klamotten auf dem Boden, den verschütteten Tee, das unaufgeräumte Bett. Seit ihrer Rückkunft aus Österreich hat sich viel Müll angehäuft. Sie erträgt den Anblick der kleinen voll geräumten verdreckten Wohnung keinen Moment mehr länger. Löst sich aus ihrer Umklammerung und steht auf. Alles muss weg. Alles, was sie an dieses schreckliche Ereignis erinnert, muss verschwinden. Jetzt. Sofort! Sie geht an die Küchenzeile, zieht einen großen blauen Müllsack aus der Schublade. Wahllos steckt sie eins nach dem anderen hinein, wie leere Glas- und Plastikflaschen, Chips-Tüten, Pizzakartons, Milchpackungen. Stopft angerotzte Papiertaschentücher dazu. Zieht das weiße Laken, auf dem er sie nahm, vom Bett und den rosaroten Bettbezug von der Wolldecke. Dies will sie ihr Leben lang nicht mehr sehen und erst recht nicht darin schlafen. Weg damit, denkt sie. Auch das weiße Kissen hat seinen Geruch aufgesaugt, er haftet Ekel erregend in jeder Stofffaser. Ihre Knie schlackern, die Hände zittrig, das Herz rast, als sie den Baumwollstoff tief in den Sack steckt. Ein intensiver Brechreiz veranlasst Nadine, die Balkontür aufzureißen. Welch eine Wohltat, als die frische Luft in Raum und Lungen strömt. Dann schlüpft sie in ihre weiteste Jeans, zieht einen BH an, ein frisches T-Shirt und einen Pullover, ehe sie mit dem blauen proppenvollen Müllsack ins Stiegenhaus geht. Aus Angst in eine erneute Schwermut zu rutschen, wirft sie sich mit aller Kraft in diesen wilden Aktionismus. Nadine wischt den Boden und benutzt dabei mindestens die doppelt erforderliche Menge an Parkettlauge. Die reinigende Flüssigkeit soll den Geruch seines Aftershaves, seines Schweißes, seiner Körperflüssigkeiten wegwischen. Aus dem alten Kleiderschrank ihrer Großmutter die dunkelblaue Bettwäsche gewählt und schnell das Bett frisch bezogen. Sie drückt das Kissen für einen Moment an ihr Gesicht und saugt den frischen Lavendelduft wie eine Ertrinkende auf. Schließlich sackt sie erschöpft zurück auf ihren Stuhl. Ihr Blick streift über den aufgeräumten, gesäuberten Raum. Sie kann wieder atmen. Zumindest sind jetzt die physischen Spuren von

Jürgen verschwunden. Sie überlegt einen Moment lang, rechtliche Schritte gegen ihn zu unternehmen. Allein der Gedanke daran jedoch erschöpft sie, lässt sie resignieren. Das würde sie keinesfalls durchstehen. Auch käme sie damit nicht durch. Erst recht nicht jetzt, nachdem sie alles verschwinden hat lassen, was daran erinnert. Sie wird einen anderen Weg einschlagen müssen. Müde stellt sie Überlegungen an, wie sie sich an ihm rächen kann. Sie muss Geduld haben, so viel steht fest. Sie muss ihn langsam fertig machen und so kalkuliert sie die nächsten Schritte. Etwa ein halbes Jahr muss sie durchhalten, weiter mit ihm arbeiten. Ihre Strategie muss gut sein, hinten herum, nicht angreifbar, schlau. Camilla in ihrem Rachefeldzug ebenso zu schädigen, fällt ihr nicht schwer. Sie hat Mitschuld an seinem übergriffigen Verhalten. Sie ermunterte ihn doch mit dieser 'freien' Liebe, wie sie es bezeichnen. 'Nimm' dir doch auch eine Geliebte, dann bist du entspannter', Nadine hat Camillas Tonfall im Ohr und ihre Gesten, ihre Hände, all das, was ihr so vertraut ist. Die Enttäuschung schmerzt, doch sie muss handeln. Alles ist erlaubt. Alles, nur nicht Opfer bleiben.

Sie telefoniert mit Barbara. Entschuldigt sich dafür, sie wegen des Kurztrips nach Österreich im Stich gelassen zu haben. Verspricht ihr, in Zukunft zwei Tage bei ihr zu arbeiten. Nun auch montags. Sie schert sich nicht mehr um Jürgens Bürotag. Schweigt über das, was ihr zugestoßen ist. Verheimlicht ihren persönlichen Rachefeldzug vor ihr und plant ihn nur für sich mit Barbara und gegen ihn. Montag hat Jürgen noch nie unterrichtet. Er erledigt all den Bürokram und es ist auch ein Stück weit sein freier Tag. Nicht mehr lange. Er muss für sein

Vergehen büßen. Sie will ihn leiden sehen. Soll er sich doch einen anderen Yogalehrer für den Tag engagieren und wesentlich mehr bezahlen müssen. Nadine war immer äußerst kostengünstig für 'Yogaland', sie hat sich nie mehr zu verlangen getraut. Soll er sehen, wie teuer dieser Verrat für ihn wird. Außerdem bietet sie Barbara ihre Mitarbeit nun auch bei den Workshops in 'Yoga Süd' an. Jeden zweiten Monat soll in jedem Falle einer stattfinden: Rückwärtsbeugen, Vorwärtsbeugen, Drehungen und so weiter. Barbara ist am Telefon begeistert: »Super! Endlich wirst du aktiv! So habe ich mir das vorgestellt!« Und dann sogleich ihre besorgte Nachfrage: »Schaffst du das mit deiner Arbeitszeit bei 'Yogaland'?« Nadine erwidert, sie werde sich die Zeit nehmen. Barbara solle sich keine Sorgen machen. Ihre Gedanken schweifen zu Jürgens nächstem Workshop am dritten Sonntag im Oktober. Sein Thema: 'Dynamische Asanas und richtiges Atmen.' Nadine beschließt, an genau dem selben Tag den Workshop 'Pranayamas' anzubieten. Mit ihrem Atemworkshop geht sie exakt auf die selbe Zielgruppe. Nur der anders lautende Titel und eine differenzierte Beschreibung werden Jürgen den Wind aus den Segeln nehmen. Sie kennt alle Leute, die üblicherweise zu ihm in den Workshop kommen. Sie wird sie gezielt ansprechen und abwerben. Jeden einzelnen will sie einen Sonderrabatt einräumen. Sie will ihn unterlegen sehen. Jürgen soll ihre Kraft zu spüren bekommen und sich selbst als Opfer fühlen. Er wird genau wissen, worum es geht. Das alleine sollte ihr genügen. Langsam entwickelt sich ihr Plan mit immer mehr Einzelheiten. Die Wut macht ihre Gedanken klar und lässt sie konstruktiv planen. Der Ekel vor dem Täter macht sie empfindungslos und kalt. So hat sie sich noch nie gefühlt. Sie könnte ihm das Messer in die Brust rammen und dabei lachen, lachen, lachen.

11. Mai 2015

Buch verlässt kurz nach Siegel das Büro. Im Flur wird er von Alexander Diehl, dem Leiter der Mordkommission, angesprochen. »Hallo Kai, gibt es bereits einen Verdächtigen beim Mord im Yoga?« Buch ärgert sich, ihm gerade jetzt zu begegnen. Alles, nur das nicht, denkt er und begrüßt ihn mit einem erzwungenen Lächeln. Zwar verlangsamt er sein Tempo, vermeidet es jedoch, ganz stehen zu bleiben. Er möchte ihm keinen Rahmen für ein längeres Gespräch bieten und erwidert deswegen nur kurz angebunden: »Wir sind dran.« Diehl lässt sich so leicht nicht abschütteln. Er geht mit ihm in die selbe Richtung und sieht sich dabei suchend um: »Und wo ist deine Kollegin?« »Sie ist bereits unterwegs.« Buch spürt Diehls Blicke auf sich. Er weiß, diese Antwort werde ihm nicht genügen und so ergänzt er: »Sie ist bereits zur Leiterin des anderen Yogastudios gefahren. Wir mussten schnell reagieren und uns trennen. Ist okay mit Flora«, rechtfertigt er diese Entscheidung. Und doch fühlt er sich unwohl, dass sie alleine zu einer Verdächtigen gefahren ist. »Glaubst du, eine Frau könnte so einen brutalen Mord begangen haben?«, bohrt Diehl mit seiner Mutmaßung genau in die Wunde, als habe er seine Gedanken gelesen. Nun bleibt Buch doch stehen, um ihm eine Erklärung zu geben: »Fakt ist, dass diese Frau, bei der Flora gleich sein wird, die Letzte gewesen ist, die mit dem Mordopfer gesehen wurde. Mit Glaube hat das nichts zu tun. Wir müssen der Spur nachgehen. Wir haben eindeutige Hinweise erhalten. Aber«, Buch seufzt, als wolle er damit die Entscheidung, getrennt zu ermitteln, nochmals deutlich machen, »der Mann von 'Yogaland' ist ebenso verdächtig. Und da muss ich jetzt hin. Sonst ist diese Art der Befragung ad absurdum.« »Ist ja gut«, erwidert Diehl und hält die Hand entschuldigend hoch. »Ich weiß doch. Ich kann mich auf deine Entscheidungen verlassen. Melde dich, wenn ihr zurück kommt.« Erleichtert nickt ihm Buch zu, wirft einen Blick auf die Uhr und verlässt schnellen Schrittes das Gebäude. Eigentlich findet er es ganz in Ordnung, dass Diehl jetzt der neue Leiter der Mordkommission ist. Anderseits fällt es ihm manches Mal schwer, ihm mit dem gebührenden Respekt zu begegnen. Er kennt ihn einfach zu lange und zu gut, weiß seine Schwächen und hat auch schon so einige Fehler bei ihm damals gesehen, als sie noch direkt zusammen gearbeitet haben. Seinen Job in dieser Position möchte er nie und nimmer machen. Immer die Presse im Nacken oder die Staatsanwältin - ganz schön anstrengend. Er verlässt das Präsidium und geht direkt auf seinen Dienstwagen zu. Dieses Mal nimmt er das Auto, um in den Süden von Frankfurt zu fahren. Er hat genug von den öffentlichen Verkehrsmitteln und eventuell muss er schnell weiter fahren. Dann ist es gut, wenn sein Dienstfahrzeug vor der Tür steht. An dem späten Vormittag ist der Verkehr nicht ganz so schlimm und er kommt schnell durch.

In dem Moment, als er sein Auto am Südbahnhof parkt, kommt ein Anruf von Dr. Justina Stelter, der Gerichtsmedizinerin. Die Tote war tatsächlich mit Schlaftabletten voll gepumpt. Stelter sagt ihm, die Wirkung sei mit der von K.O.-Tropfen zu vergleichen. Keine Todesursache, nur eine Betäubung. Nicht mehr und nicht weniger. Er schickt sogleich eine Textnachricht an seine Kollegin. Anrufen will er nicht, denn sie ist wahrscheinlich bereits mitten in der Befragung. Da möchte er nicht stören. Nun steht er am Südbahnhof vor einem Wohnhaus mit alter schäbiger Tür, was ungewöhnlich für diesen Stadtteil ist, wo doch jedes Haus top saniert ist. Ein Teil der Klingelschilder ist verblichen, andere fehlen. Er klingelt an einer beliebigen Tür, da er keinen einzigen Namen entziffern kann und wartet. Nichts rührt sich. Dann versucht er es an einer zweiten und einer dritten, bis ihm endlich die Eingangstür aufgedrückt wird. Er geht in das dunkle Treppenhaus und lauscht. Gleich im Erdgeschoß geht eine Tür auf und eine alte kleine grauhaarige Frau sieht argwöhnisch zu ihm. »Sie haben schon bei Winkel und Fechter geschellt, oder?«, sagt sie. Buch zieht seinen Ausweis aus der Hosentasche und hält ihn ihr hin. »Können Sie mir sagen, wo Herr Winkel wohnt?« Die Frau zieht umständlich ihre Brille aus der Wollweste und setzt sie auf. Dann greift sie nach seinem Ausweis und zieht ihn näher in ihr Blickfeld. »Kriminalpolizei?«, fragt sie. »Ist was passiert?« »Ich suche Herrn Winkel. Kennen Sie ihn?« Sie deutet zur Eingangstür als wolle sie ihm wieder den Weg nach draußen weisen. »Der wohnt zwar hier. Doch meistens ist er in seinem Studio.« Buch folgt mit seinem Blick der Richtung ihres zeigenden Fingers. »Ja. Da drüben«, sagt sie, »Genau gegenüber finden Sie ihn. Der arbeitet ganz schön viel. Manchmal schläft er sogar in seinem Yogastudio.« Sie lächelt. »Ja, ja. Die jungen Leute eben.« »Oh. Sie meinen er ist gar nicht zu Hause?« »Das habe ich doch eben gesagt Herr Kommissar. Da! Na gehen Sie einfach über den Platz. Dann sind Sie schon bei ihm. Ist alles angeschrieben.« Buch bedankt sich und macht direkt kehrt zur Haustür. »Hat der nette Herr Winkel etwas angestellt?«, fragt ihn die alte Frau hinterher. »Nur ein paar Routinefragen. Alles in Ordnung.« »Dachte ich schon. Der ist immer so freundlich und hält mir die Tür auf, der Herr Winkel«, redet sie weiter und beobachtet Buch, wie er aus dem Haus eilt. »Die jungen Leute. Nie haben sie Zeit. Nie haben sie Zeit.« Buch überquert den Platz. Die Nachbarin kann warten, denkt er. Sie ist gewiss danach auch noch im Haus und wird gerne ein paar Fragen beantworten. Dessen ist er sich sicher. Tatsächlich ist 'Yogaland' gut ausgeschildert. Nun schellt er an dieser Tür. Um die Uhrzeit scheint es keine Kurse zu geben, die Tür ist verschlossen. Nachdem sie ihm trotz mehrmaligen Klingelns noch immer nicht geöffnet wird, poltert Buch schließlich mit der Faust daran. Er hört hinter der Tür Geräusche, jemand muss da sein. »Machen Sie auf, Herr Winkel. Kriminalpolizei! Ich muss mit Ihnen sprechen.« Sein Klopfen und seine Worte hallen in dem Treppenhaus und den hohen Wänden nach. Weiche Schritte und die klirrenden Geräusche eines Schlüssels sind zu hören, dann wird die Tür aufgerissen. Ein großer hagerer Mann in weißer Yogahose und einem weißen Träger-T-Shirt steht barfuß vor ihm. »Was ist?«, fragt er kurz und bestimmt. Hinter ihm sind die typischen Geräusche des Bahnhofs zu hören. Eine Ansagestimme, ein Zug, quietschende Räder, das Zischen von sich öffnenden oder schließenden Schiebetüren. Winkels dünne angespannte Lippen lassen Buch keinen Moment hoffen, er sei willkommen. Schon bereut Buch, sich alleine auf den Weg gemacht zu haben. Seine Kollegin Siegel ist taktisch klüger als er, wenn es darum geht, verärgerte Männer zum Sprechen zu bringen. Er fühlt sich wie vor einem unüberwindbaren Berg. Groß ist er und gefestigt mit breiten Schultern. Nun liegt es an ihm, dem Geschäftsinhaber von

'Yogaland' richtig zu begegnen. All das geht ihm durch den Kopf, als er vor dem abweisenden Mann steht, dessen kräftige haarlose Arme vom Schweiß glänzen.

DER BERG. Eine, so scheint es, einfache Stehposition im Yoga. Das gerade aufmerksame Stehen kann anstrengen und doch ist es auf Dauer die einzig entspannte Haltung. Die Finger zeigen zum Boden. Die Kniescheiben sind nach oben gezogen. Die Vorderseite der Oberschenkel von außen nach innen gerollt. Die Außenseiten der Waden ziehen scharf nach hinten. Das Steißbein weist zum Boden. Die Gesäßmuskeln sind nicht angespannt, der untere Rücken weit. Der Berg ermöglicht den Nervenbahnen eine ungehinderte Korrespondenz miteinander. Im Yoga eine Basisübung: TADASANA.

Herbst 2014

Auf dem kleinem Tisch liegen verstreut etliche bunte Notizzettel. Jeden Gedanken hat Nadine fein säuberlich auf die einzelnen Blätter notiert. Ihre Rache beginnt Formen anzunehmen. Sie hat den Yoga-Workshop für den dritten Sonntag im Oktober geplant und bereits auf Facebook gepostet. Ihre vierhundert FB-Freunde werden von ihr soeben mit einer persönlichen Message eingeladen. Diejenigen, die mit ihr über WhatsApp verbunden sind oder die ihr auf Twitter folgen, werden auf diese Art verständigt. Am Vorabend stellte Barbara die Informationen auf der Webseite online. Marie, eine Fotografin und schon länger ihre Yogaschülerin, hat von Nadine schöne aktuelle Fotos gemacht, um den Kurs anzukündigen. Çan ist Grafiker und hat mit der neuen Website von 'Yoga Süd' eine unglaublich gute Arbeit geleistet. Auch die Workshop-Seite sieht ästhetisch aus. Die Yoga-Websites, die sie kennt, haben durch den Anspruch seriös wirken zu wollen, oft die Tendenz, langweilig zu sein. Zu viele 'Stein-auf-Stein'-Bilder, Fotos von Wassertropfen mit kreisenden Wellen oder billige Gestaltungsversuche mit dem Zeichen 'Om'. Zufrieden mit ihrer Ankündigung und Internetpräsenz klappt sie den Laptop zu. Morgen muss sie wieder bei 'Yogaland' unterrichten. Jürgen wird sicher da sein. Wie immer. Ihr graut davor, ihm zu begegnen. Gewiss hat er von ihrem Workshop mit Barbara bereits erfahren und ist sehr verärgert. Sie befürchtet, von ihm eventuell unangenehm in die Enge getrieben zu werden. Sie muss zusehen, dass sie nach dem Unterricht so schnell wie möglich, am besten mit den letzten Schülern, das Studio verlässt. Sie möchte ihm nicht die

Gelegenheit geben, mit ihr alleine im Studio zu sein. Sie weiß, wenn andere dabei sind, wird er sich zurückhalten. Sie sitzt mit angezogenen Beinen auf dem Sofa und beschäftigt sich gedanklich damit, auf welche Art und Weise sie an die Adressen und Namen der Schüler von 'Yogaland' rankommt. Irgendwie muss es ihr gelingen, sich heimlich Zugang zu verschaffen. So könnte sie dirket eine große Anzahl der Yogaschüler für ihren eigenen Pranayama-Workshop abwerben. Jürgen soll leer ausgehen. Sie will sich rächen und ihn da treffen, wo es ihm besonders weh tut, beim Geld. Sie zieht die graue Mütze in die Stirn. Die Wollmütze war das letzte Geburtstagsgeschenk ihrer Mutter ein paar Monate bevor sie ging. Seitdem ist es ihr liebstes Kleidungsstück, das sie gar nicht mehr ablegen möchte. Sie hat das Gefühl, die schützende Wärme auf dem Kopf hilft ihr, die Gedanken besser zu bündeln. Die weiche warme Wolle wappnet sie gegen eine Kälte, die seit Tagen nicht aus ihrem Körper weicht. Nadine empfindet einen inneren Frost. Es ist wieder so ähnlich, wie vor vier Jahren. Damals, als ihre Mutter sie im Stich ließ. Sie kommt darüber nicht hinweg, dass ihre Mutter sich so feige aus dem Haus schlich. Davor kein einziges Mal mit ihr darüber sprach oder sie gar warnte. Erst als ihre Mutter weg war, suchte sie ein Gespräch. Hat versucht, Kontakt mit ihr aufzunehmen. Wann immer Nadine jedoch ihre Telefonnummer auf dem Display sah, ging sie nicht ran. Es war zu spät. Sie konnte nicht mehr mit ihr sprechen. War zu sehr verletzt. Außerdem wollte sie ihren Vater nicht hintergehen. Wollte ihm gegenüber loyal bleiben und ihrer Mutter nicht die Chance geben, sich zu rechtfertigen. Wenige Wochen später legte sie sich einen neuen Handyvertrag mit Geheimnummer zu. Seitdem herrscht Funkstille. Es fröstelt sie. Mit ihrer Mutter erlebte sie einen furchtbaren Schock durch ihr plötzliches Verschwinden. Dabei geriet sie in eine völlige Orientierungslosigkeit. Hatte Angst, wie es weitergehen wird. Und jetzt kommt alles wieder hoch durch das Schockerlebnis mit Jürgen. Seine Gewalt, sein übergriffiges Verhalten. Die Enttäuschung über den Verrat des väterlichen Freunds. Die Vergewaltigung. Die tiefe Verletzung lässt die Gesichter ihrer Mutter und Jürgens verschmelzen. Was bleibt, ist eine große Leere und Einsamkeit begleitet von einer Angst, die sie zittern lässt. Seufzend zieht sie den Atem ein und starrt in die schwarze Nacht durch die Balkontür. Sie steht auf und geht ins Bad. Sie muss in Bewegung kommen, nur nicht sitzen bleiben und Trübsal blasen. Sie blickt in den Spiegel und zieht Grimassen, um Farbe in ihr Gesicht zu bringen und um ihre bleiche eingeschüchterte Verfassung aufzulösen. Mit den flachen Händen klopft sie auf die Wangen, bis sie rot werden. Zurück im Zimmer beschließt sie, sofort aktiv zu werden. Keine Zeit mehr untätig verstreichen zu lassen. Sie fasst einen Plan, den sie noch am selben Abend umsetzen wird. Donnerstag Abend unterrichtet nur Camilla, weiß sie. Sie schaut auf die Uhr. Es ist zehn Uhr. Jetzt müsste ihr Unterricht vorbei sein. Jürgen ist heute Abend nicht da. Er hat bereits tagsüber im Studio gearbeitet. Nach dem Unterricht am Donnerstag geht Camilla immer zu sich in ihre schöne Altbauwohnung. Obwohl die beiden verheiratet sind, haben sie zwei Wohnungen. Sie meinen, bereits mit dem Yogastudio zu viel Zeit miteinander zu verbringen. Jetzt versteht sie, weshalb sie getrennt leben. Offene Ehe, Freiräume, zwei Liebesnester. In ihr kommt wieder ein Gefühl von Beklemmung auf. Sie denkt mit einem Schauder an Jürgens körperliche Nähe.

Wie er seine Hose aufgeregt öffnet, wie er sie anmacht. Sie springt vom Stuhl auf. Nur nicht weiter daran denken! Jürgen wohnt direkt gegenüber von 'Yogaland' in seiner kleinen Wohnung. Sie geht davon aus, dass er, wenn Camillas Unterricht endet, nicht nochmals ins Studio gehen wird. Das ist ihre Chance. Sie spürt eine aufgeregte Nervosität in sich. Zittrig greift sie nach dem Wasserkocher und füllt ihn auf. Gedanklich ist sie in diesem Moment bei Camillas Unterrichtsende. Doch sie will warten. Gibt Camilla noch mindestens eine Stunde, bis sie alles abgesperrt haben wird und weg sein wird. Dann will sie sich selbst auf den Weg machen.

Nadine lässt das Fahrrad zu Hause stehen, und macht sich auf den Weg zum Südbahnhof. Das schwarze alte Damenfahrrad sieht zwar unauffällig aus, sie möchte aber nicht riskieren, dass es, wenn es vor dem Studio abgestellt ist, jemand wieder erkennt. Um nachts nicht aufzufallen, hat sie ihre schwarze Jacke und eine dunkle Hose angezogen. Es ist kurz vor Mitternacht und nur ein paar wenige Menschen sind auf den Gehwegen in Sachsenhausen unterwegs. Am Südbahnhof hat der feine Nieselregen diejenigen, die auf Busse, Züge oder Straßenbahnen warten, in die Halle oder unter die Dächer an den Haltestellen und Plattformen getrieben. Nadine zieht ihre Mütze tiefer ins Gesicht. Sie möchte mit niemandem sprechen müssen und sei es auch nur das Antworten auf die Frage nach einem Feuerzeug, einer Kippe oder dem Weg. Sie zieht den Schlüssel des Studios im Treppenhaus leise aus ihrer Jackentasche. Wartet angespannt, bis sich das Licht automatisch ausschaltet. Die Sekunden erscheinen ihr wie eine Ewigkeit. Erst dann öffnet sie die Eingangstür. Aufgeregt schlüpft sie in den Raum. Rasch schließt sie die Tür hinter sich. Dann steht sie mit dem Rücken zur Tür. Ihr Puls geht schnell, die Atmung ist nicht tief genug. In ihrer Nervosität sind die Sinne geschärft. Angespannt lauscht sie jedem Geräusch. Sie meint hinter jeder Ecke etwas Ungewöhnliches zu hören. Dann tastet sie sich in dem dunklen Raum voran bis zum Büro. Diese Tür ist unverschlossen. Jürgen sperrt nie ab. Langsam drückt sie die Klinke nach unten und stößt die Tür sachte auf. Der kleine Raum ist von der Straßenbeleuchtung des Platzes relativ hell. Das hatte sie richtig in Erinnerung. Ihr Herz schlägt ihr bis zum Hals, als sie sich vor den Computer stellt. Sie weiß, sie kann die Dateien nicht einfach kopieren. Ein früherer Schulfreund von Jürgen, ein Computer-Spezialist, hat vor vielen Jahren dieses Adressenverwaltungsprogramm konzipiert. Heute wäre es nicht mehr so umständlich und die Datei einfach in eine Excel-Datei konvertierbar. Doch dieses antiquarische Programm von 'Yogaland' funktioniert zwar einwandfrei, ist aber mit keinem aktuellen Programm kompatibel. Sie muss also alle Adressen ausdrucken, da sie die Datei zu Hause nicht öffnen kann. Ungeduldig wartet sie, bis der PC langsam hochfährt. Sie hat Jürgen öfters über die Schulter gesehen, wenn er eine Briefaussendung oder ein Mailing machte. Die intensive Erinnerung überrascht sie mit dem trügerischen Gefühl von Geborgenheit. Sie war immer sehr glücklich, wenn sie das Programm für das nächste Halbjahr vorbereiteten oder sich neue Workshops und Konzepte ausdachten. Die vielen Gespräche, das gemeinsame Spaßen bis spät in die Nacht. Ihr wird übel bei der Gewissheit, diese Vertrautheit in diesen Räumen nie wieder zu erleben. Mit einem beklemmenden Druck im Magen hockt sie sich vor den Schreibtisch. Sie wagt es nicht, sich auf seinen Stuhl zu setzen. Bis das Computerprogramm hochfährt, schleicht sie nochmals zur Tür und schaut gebannt in den Flur. Starr an den Türrahmen gedrückt, lauscht sie nach ungewöhnlichen Geräuschen. Sie hat unentwegt das unangenehme Gefühl, als wäre noch jemand im Studio. Einer, der sie beobachtet, der ihren Diebstahl verfolgt oder ihren Rachefeldzug stoppen möchte. Das Summen, Vibrieren und Quietschen einer einfahrenden Straßenbahn lassen sie zusammen zucken. Sie zieht die Tür zu und ist erleichtert, als das Adressenprogramm sich öffnet. Schnell zwei drei Klicks und die große Datei ist druckbereit, der aufregendste Teil ihres Vorhabens. Es sind an die tausend Mailadressen, für die der Printer sicherlich ein paar Minuten vor sich hinrattern wird. Sie fasst sich ein Herz und startet den Ausdruck. Dann schleicht sie nochmals schnell aus dem kleinen Büro und schließt die Tür hinter sich. Mit dem Rücken an die Tür gepresst steht sie und hält den Atem an. Was, wenn Jürgen jetzt kommt? Was sagt sie ihm? Der Printer ist selbst durch die geschlossene Tür zu hören. Jürgen wohnt in unmittelbarer Nähe. Wer weiß? Eventuell hat er etwas im Büro vergessen? Taucht auf und sieht sie. Was dann? Sie versucht sich zu beruhigen, konzentriert sich auf das intensive Ausatmen. Das kann nicht sein, das wäre ein verrückter Zufall. Er würde bis morgen warten und nicht kurz vor Mitternacht ins Studio gehen, redet sie sich ein. Sie spürt wie ihr die kurzen Härchen im Nacken abstehen. Wie bei einer Katze, die auf dem Sprung ist. Dann ist es mit einem Male vollkommen still. Endlich. Sie huscht zurück ins Büro, packt die ausgedruckten Adressen in ihren kleinen

Rucksack und schaltet den Drucker wieder aus. Dann schließt sie das Programm und fährt den Computer runter. All ihre Handlungen sind fahrig und schnell. Die Hände zittern, sie ist außer Atem. Schließlich geht sie raus aus dem Büro und schließt die Tür hinter sich. Sie will sofort weiter hasten. Plötzlich stößt sie an einen Widerstand. Direkt vor ihr! Ein Schrei entfährt ihr. Vor ihr sieht, riecht und fühlt sie etwas Breites, Männliches. Es ist Jürgen. »Was machst du hier?«, herrscht er sie an. Durch die Dunkelheit kann er ihr gerötetes Gesicht nicht sehen. Tausend Gedanken schießen wirr durch ihren Kopf. Sie jappst nach Luft und spürt seinen festen Handgriff auf ihren Oberarmen. In einem Reflex küsst sie ihn. Erst leicht, dann fester. Dann mit all ihrem Einsatz. Sein Griff lockert sich. Sie hat ihn überrascht. Sie weiß nur eins. Er darf nicht erfahren, was sie in seinem Büro tat. Sie muss ihn dazu bringen, all seine Fragen zu vergessen und jeglichen Verdacht beiseite zu schieben. Ihr eigenes Handeln bereitet ihr Übelkeit, doch sie weiß keinen anderen Weg. Sie muss da durch. »Ich hatte solche Sehnsucht nach dir«, lügt sie und holt Luft, »ich wollte dich überraschen, Jürgen. Ich habe gehofft ...« Sein wütendes Schnaufen verwandelt sich in lüsternes Atmen. »Du bist geil auf mich«, haucht er in ihr Ohr. »So mag ich es. Ich wusste es.« Nadine hat sich in seiner Eitelkeit nicht getäuscht. Sie muss es tun, um sich selbst zu retten. Aber an diesem Abend ist es anders. Es ist ihr Spiel, weiß sie, und er ihr Spielball. Auch wenn sich ihr Inneres beinahe nach außen stülpt, wird sie es durchziehen. Bis zuletzt ist er von ihrer Lust nach ihm getäuscht. Es geht schnell und nach dem Akt, denn nichts anderes war es für sie, steht sie auf, lässt ihn liegen. Sie geht mit ihrer Beute, den Adressen, gut verschlossen in ihrem Rucksack, ohne sich auch nur einmal nach ihm umzudrehen.

11. Mai 2015

»Nadine ist doch bloß der Spielball von Barbara!«, empört sich Camilla Pascal. Dann wechselt die Stimmung. Sie schweift gedanklich ab und die ursprüngliche Härte in ihrem Blick entweicht. »Sie hat vor vier Jahren bei uns angefangen«, beginnt sie zu erzählen, »Damals, als sie kam, war sie eine junge unsichere Studentin, die nicht so recht wusste, was sie mit ihrem Leben anfangen sollte. Von der Mutter auf bizarre Art im Stich gelassen und auf emotionaler Distanz zu ihrem Vater, der dieser neuen familiären Situation nicht gewachsen war. Nadine wirkte schüchtern und verloren bei unseren ersten Begegnungen. Im Zuge des Yogaunterrichts durchlief sie eine Verwandlung von Null auf Hundert.« Siegel ist dankbar, dass sie ohne Umschweife erzählt. »Nadine hatte sich wie eine Ertrinkende an Yoga geklammert, es mit Haut und Haaren geliebt und gelebt. Es war binnen kurzer Zeit klar, sie würde die Lehrerausbildung bei uns machen. Wir mussten ihr nicht lange zureden und freuten uns mit ihr.« Sie schenkt sich und Siegel von dem Wasser nach. »Sie ist talentiert, eine gute Yogini. Einfühlsam und streng - eine gute Kombination.« Sie lacht. »Es ist aber nicht weiter so gut gelaufen, wie sie es sich vorgestellt haben«, bohrt Siegel nach. Pascals Gesichtsausdruck versteinert. Sie wartet einen Moment, ehe sie antwortet. »Es ist unheimlich enttäuschend, wie sie sich zur Zeit verändert«, sagt sie, »Alles, was sie weiß, hat sie bei Jürgen und mir gelernt. Ihr Unterricht basiert auf unserem Wissen. Wir haben in sie investiert und ihre Kurse sind wirklich gut besucht. Den Erfolg hat sie nur, weil wir sie alles gelehrt haben. Sie weiß es nicht zu schätzen. Sie ist undankbar.« Sie schaut mit ernstem Blick zu Siegel: »Sie hat mir gestern eröffnet, sie werde komplett zu dem anderen Studio wechseln. Ein Schock!« Sie schüttelt den Kopf. »Es ist immer noch unbegreiflich für mich, was in ihr vorgeht und warum sie geht. Wo sie doch alles bei uns haben hätte können.« Siegel steht auf und geht ans Fenster, um seitlich von ihr zu stehen. Sie hofft, Pascal spricht weiter, vergisst Siegels Anwesenheit und lässt ihren Gefühlen freien Lauf. »Erzählen Sie weiter von ihr. Was für ein Typ ist sie«, fordert sie sie auf. »Nadine ist bei uns die Jüngste, obwohl sie jetzt bereits seit zwei Jahren unterrichtet. Sie bringt Schwung in den Laden. Hat immer wieder neue Ideen. Aber vor allem hat sie keine Angst, Dinge auszuprobieren. Sie macht ihre Sache gut. Die Schüler lieben sie. Meistens ist sie gut gelaunt. Nicht mehr so sehr in letzter Zeit ...«, sie stockt. »Sie ist neuerdings ruhiger geworden, ungewöhnlich zurückhaltend. Erzählt nicht mehr so viel.« »Können Sie sich vorstellen, woran das liegt?«, möchte die Kriminalpsychologin wissen. Pascal dreht sich zu ihr um, zieht ihre Augenbrauen hoch, bis ihre Stirn faltig wird. Mit den langen Fingern fährt sie nervös von vorne nach hinten durch ihr kurzes Haar: »Das liegt zum einen sicher an Barbara und Çan. Die beiden machen ihr ziemlich Druck. Sie wollen Erfolg und Macht und immer mehr von ihr. Nadine sollte noch mehr unterrichten. Das Mädel hat faktisch sieben Tage die Woche gearbeitet. Sie hat abgenommen. Nicht nur ihr Äußeres wurde dabei kantig. Seit der Studiogründung von 'Yoga Süd' hat sie Barbara sehr unterstützt. Sich dadurch natürlich mehr und mehr gegen uns positioniert. Aber...«, dann hört sie mitten im Satz auf zu sprechen und schaut Siegel an. »Was war es eigentlich, das sie von mir wollten? Ich weiß gar nicht, was Sie das angeht? Wozu erzähle ich das überhaupt? Was ist mit Nadine los? Nun sagen Sie schon«, drängt sie und zieht die Luft tief ein. Siegel ist klar, dass sie ihr gleich sagen muss, was passiert ist. Einen kleinen Moment möchte sie die Antwort noch zurück halten, die Zeit nutzen und mehr erfahren. Sie redet sich raus: »Das erzähle ich Ihnen gleich. Bitte. Können Sie sich vorstellen, ob noch etwas anderes Nadine verändert haben könnte?«, Siegel nimmt das Glas Wasser in die Hand und trinkt daraus einen Schluck, ohne den Blick von ihr abzuwenden. Pascal schaut auf das Wasserglas. Sie zögert einen Moment lang, dann spricht sie weiter: »Sie hat eine Freundin in Österreich, Marina. Von ihr hat sie früher oft gesprochen. Sie ist vor ein paar Jahren nach Österreich gezogen, hat geheiratet. Wir haben das Fest noch in meinem Schrebergarten gemacht. Auf jeden Fall hat sie Marina vorigen Herbst besucht. Ich hatte den Eindruck, dass sie dieser Besuch irgendwie veränderte. Da ist sicher etwas vorgefallen. Ein Streit oder so. Die beiden waren immer dickste Freundinnen. Nach ihrer Rückkehr war sie erst einmal eine ganze Woche lang krank. Und für gewöhnlich ist sie nie krank. Und dann war es gleich eine ganze Woche! Seit sie wieder im Studio ist, wirkt sie sehr zerbrechlich. Immer noch«, sagt Pascal und schaut nachdenklich zur tanzenden göttlichen Skulptur mit den vielen Armen auf dem Regal. »Als ob die Leichtigkeit sich aus ihrem Leben verabschiedet hätte. Ich habe mehrmals versucht, mit ihr darüber zu sprechen. Sie will es mir nicht sagen. Auch Jürgen, mein Mann, kommt nicht an sie ran. Er hat auch seit einiger Zeit keinen Zugang mehr zu ihr.« Sie zieht die Schultern hoch. Dann lehnt sie sich etwas gelassener in ihrem Stuhl zurück und sagt: »Sie wissen sicherlich auch als Frau genau, wie das Leben eben so spielt. Manches Mal gibt es schwierigere Phasen im Leben. Einmal ein Hoch und dann wieder ein Tief, oder? Ich denke, sie ist gerade in einem nachdenklicheren Lebensabschnitt. Vielleicht muss sie die Trennung der Freundin neu verarbeiten. Marina war ja nicht die erste in ihrem Leben, die sie verlassen hat.« Siegel überlegt, wie sie Pascal dazu bringt, über den Vorfall im Cafe zu sprechen. Ihren vagen Versuchen ist sie bislang ausgewichen. »Kann ich das Fenster öffnen?«, fragt sie und steht auf. »Klar«, erwidert Pascal. Dann ist es still im Raum. Bloß das Vogelgezwitscher einiger Amseln dringt in die Wohnung. Siegel bemerkt eine wachsende Unruhe ihres Gegenübers. Sie spürt, wie die Yogalehrerin nun endlich erfahren möchte, warum sie von der Polizei aufgesucht wird. Andrerseits fehlt es ihr an Entschlossenheit, direkt zu fragen. Und so weicht Pascal aus und spricht über die Geschäfte: »Alles in allem haben wir nicht mehr so viele Kunden wie zuvor. Wir möchten Nadine keinesfalls verlieren. Ich weiß nur nicht, wie wir sie halten können.« Siegel gibt sich einen Ruck. Sie muss es ihr sagen. »Wann genau, Frau Pascal, haben Sie Nadine Sonnen zuletzt gesehen?«, geht Siegel mit der nächsten Frage in die Offensive. »Am frühen Abend. Gestern, so um 18 Uhr«, antwortet sie wahrheitsgetreu. »Im Cafe Iris?« Pascal reißt die Augen auf. »Worüber sprachen Sie im Cafe?«, hakt Siegel nun deutlich lauter nach. »Was soll das?«, Pascals Nerven liegen blank. Sie kann ihre Angst nicht länger verbergen. Sie muss es wissen. »Was ist los mit Nadine? Was ist passiert? Warum sind Sie hier?« Siegel sieht ihr lange in die Augen. Dann sagt sie mit ruhiger Stimme: »Nadine Sonnen ist tot.« »Was?!«, schreit Pascal sie an. »Ermordet in 'Yoga Süd'«

»Oh mein Gott«, erwidert sie nun mit nicht mehr so fester Stimme. »Das kann nicht sein. Ich...«, dann schluckt sie. »Ja?«, fordert Siegel sie zum Weitersprechen auf. »Ich habe sie doch gestern noch gesehen. Wir haben uns unterhalten. Ich war zwar enttäuscht, weil sie mit unserem Studio Schluss macht. Aber ermordet? Das ist ja schrecklich. Wer war das? Und wie ist sie denn gestorben?« »Ich stelle hier die Fragen«, kontert Siegel im unnachgiebigen Ton, »Erzählen Sie mir genau, was sich gestern zwischen Ihnen beiden abgespielt hat.« Pascal fällt jegliche Strenge aus dem Gesicht. »Sie glauben doch nicht etwa, dass ich?«, schluchzt sie auf. Dann vergräbt sie ihren Kopf in den großen Händen. »Ich habe ihr nur Angst einjagen wollen. Es war ein dummer Scherz. Aber mein Mann hat sich doch um sie gekümmert«, dann schluchzt sie laut. »Sonnen hat Ihnen im Cafe Iris eröffnet, sie werde gehen. Sie wollten das so nicht hinnehmen und haben sie getötet« »Nein!« Pascals Lippen zittern. »Ich habe sie nicht umgebracht. Um Gottes Willen. Sie sind verrückt!« Mit nunmehr dünner Stimme erzählt sie von dem gestrigen Nachmittag. Sie habe sich sehr über Nadine geärgert, wollte sie zum Bleiben überreden. Nadine jedoch habe ihr ins Gesicht gelacht und stattdessen gesagt, sie wolle auf das Ende anstoßen und hat Sekt bestellt. Pascal konnte ihren Sarkasmus nicht verstehen und habe zugleich die eigene Ohnmacht gespürt. Sie habe Nadines Genugtuung gefühlt, als sie ihren Vertrag aufzulösen beabsichtigte. Dann habe sie die Kontrolle verloren, sagt sie. »Ich habe ihr ein paar von meinen Schlaftabletten ins Glas geworfen, als sie für einen Moment auf der Toilette war. Ich weiß nicht, warum ich es tat. Ich tat es einfach. Die habe ich immer dabei. Mehr als Beruhigung für mich, falls ich mal nicht schlafen kann.« Siegel weiß, dass sie die Wahrheit spricht, Buch sandte ihr diese Information kurz zuvor per SMS zu. Justina hat Rückstände von Gamma-Aminobuttersäure im Blut feststellen können. Bei einer Überdosis des Schlafmittels Somsanit kann es zu einem kompletten Filmriss führen. Dabei ist es fast unmöglich, sich alleine auf den Beinen zu halten. Das deckt sich mit Pascals Aussage und auch mit der Information von Mathes, sie habe das Opfer auf dem Weg raus aus dem Cafe gestützt. Siegel beobachtet die Gemütsschwankungen von ihrem Gegenüber. Einmal demütig und ängstlich. Dann wieder aggressiv, so wie jetzt. Pascal richtet sich gerade auf, um sich in ihrer Wut neu zu spüren. Sie bläht ihre Nasenflügel auf und bietet der Kriminalpsychologin die Stirn. »Sie durfte nicht gehen. Und so habe ich Nadine Angst einjagen wollen. Mehr war es nicht!«

DIE KOBRA. Die Schlange hebt bei Bedrängnis ihren Kopf an, sie bedroht den Angreifer, indem sie ihren Hals spreizt. Bei dieser Yogaposition ist der Oberkörper weit nach oben gestreckt. Der Blick zur Decke gerichtet. Die Beine und die Hüfte liegen flach am Boden, die Arme sind durchgedrückt, die Hände neben der Hüfte. Der Bereich des Rückgrats wird gekräftigt. BHUJANGASANA.

Januar 2015

»Prost!« »Auf uns!« »Gratulation.« Nadine, Barbara und Çan stoßen die Sektflöten aneinander und bringen sie zum Klingen. »Wer hätte das gedacht«, sagt Çan nach einem kräftigen Schluck anerkennend zu Nadine. »Danke mein Lieber. Du hast aber ebenfalls einen super Beitrag dazu geleistet«, sie lächelt ihm zu, »deine begnadeten Designs motivieren sogar den überzeugten Couch Potatoe, seine vielgeliebte Komfortzone zu verlassen.« Die drei sitzen lachend in der Mitte des neuen Studios. Sie haben sich aus Matten, Decken und Kissen, die wie dicke Nackenrollen aussehen, eine gemütliche Sitzecke gebaut. Vor ihnen auf dem Boden stehen kleine weiße Schälchen, gefüllt mit Crackers, Chips, Oliven und Dippsaucen neben einem Holzbrett mit Käsestückchen und drei Sektflaschen. Eine davon ist bereits leer getrunken. Sie sprechen von Sekt zu Sekt angeregter über ihren Feldzug gegen 'Yogaland'. Nadine schaffte bravourös, was sie sich als Ziel gesetzt hatte. Es ist ihr tatsächlich bis Weihnachten gelungen, die Anzahl der Schüler mehr als zu verdoppeln. Zwischendurch dachte sie, das würde nicht klappen. War frustriert und wollte aufgeben. Doch die Workshop-Reihe im Herbst war der Renner. Sie hatten dermaßen großen Zulauf, die Medien berichteten umfangreich und die Mund-zu-Mund-Propaganda hat ihr Übriges dazu beigetragen. Es kamen viele neue Schüler, die seitdem regelmäßig die regulären Wochenkurse bei 'Yoga Süd' wahrnehmen. Nadine ist stolz und zugleich erfüllt sie eine innerliche Genugtuung. Das Entwenden der Adressen sieht sie keinesfalls mehr als etwas Unrechtes an. Sie hat mehr als ihr lieb war dafür bezahlt. Keiner soll je davon erfahren, auch Barbara und Çan nicht. In den vergangenen Wochen und Monaten hat sie durch den Stress mindestens fünf Kilos abgenommen. Das ist bei ihrem zierlichen Körperbau viel. Letzte kleine Rundungen sind aus Gesicht und um die Hüfte verschwunden. Ihre geschwungene schmale Nase wirkt kantig. Sie sieht abgemagert aus und verträgt vor allem keinen Alkohol. Leicht angetrunken spricht sie eben noch von 'Yogalands' leeren Workshops, als Barbara sich mit einer unerwarteten Frage an sie richtet: »Hast du noch Kontakt zu deiner Freundin in Österreich?« Darauf weiß sie im ersten Moment nichts zu erwidern. Sie wird rot. »Alles okay, meine Liebe? Ich wollte dir nicht zu nahe treten«, fügt Barbara entschuldigend hinzu. Çan räuspert sich: »Mir scheint, das werden jetzt Frauengespräche«, kommentiert er unsicher und steht langsam auf. » Ich geh' dann mal besser. Ich muss morgen so oder so wieder früh raus. Hab' einen wichtigen Termin mit einem unserer Hauptkunden. Da muss ich fit sein.« In einem fürsorglichen Ton fügt er noch hinzu, sie sollten nicht zu viel Sekt trinken. Streicht Barbara liebevoll über die Schulter, küsst sie auf die Wange und zwinkert Nadine zu. »Alles klar, Chef«, erwidert sie und lacht. »Hey, hey! Ich bin hier der Boss!«, posaunt Barbara stattdessen und klatscht ihrem Freund auf sein Hinterteil. »Schon gut. Ich bin dann mal weg«, sagt er, zieht seinen dick wattierten Anorak an, setzt seine Mütze auf und geht. »Deine Handschuhe!«, ruft Barbara noch hinterher, wird aber nicht mehr gehört. Çan hat bereits die Studiotür hinter sich geschlossen. »Diese Männer«, Barbara schüttelt den Kopf, »immer vergessen sie etwas.« Sie grinst. »Als müssten sie ihr Revier markieren.« Sie schenkt Sekt nach und richtet sich wieder gemütlich auf den Kissen ein. Dann herrscht für einen Moment Stille. Nadine ist in ihren eigenen Gedanken und Eindrücken der vergangenen Monate, während sie an einem Cracker knabbert. Sie möchte keinesfalls von Marina oder Felix sprechen, soviel steht für sie fest. Zaghaft beginnt sie wieder ein allgemeines Gespräch über den Workshop, die Schüler, die Pläne. Als Barbara nicht mehr bezüglich Österreich nachhakt, beruhigt Nadine sich im Laufe des Abends wieder. Sie leeren gemütlich eine zweite Flasche Sekt. Ihre Backen glühen. Zuletzt kommt Barbara immer häufiger auf Çan zu sprechen. Sie kritisiert dies und jenes, vor allem beschwert sie sich über sein männliches Gehabe und seine Eifersucht. Nadine ist irritiert. Bislang hat Barbara immer nur gut über ihren Freund gesprochen. Nadine mag Çan und fühlt sich nicht ganz wohl in der Situation. Gleichzeitig nimmt sie wahr, wie Barbara mit dem Anstieg des Alkoholpegels näher rückt. Was geschieht hier gerade, fragt sie sich. Die Stimmung fühlt sich an wie in Passail, huscht der beunruhigende Gedanke durch ihren Kopf. Sie sträubt sich gegen die Vermutung und möchte am liebsten den unangenehmen Eindruck weit weg drängen. Doch je mehr Nadine sich zurück zieht, desto enger rückt Barbara heran. Mit diesem Déja-vù von Österreich, beginnt sie zu zittern. Sie kann es nicht mehr länger leugnen. Es ist zu offensichtlich. Barbara will etwas von ihr, das sie nicht bereit ist zu geben. Nie und nimmer. Ihr wird übel. »Ich muss mal«, sagt sie mit einem Mal etwas zu laut und springt auf. Der Boden schwankt. Sie hat zu viel getrunken. Auf dem Weg zur Toilette nimmt sie Barbaras Frage, ob alles okay sei, nur noch aus der Distanz wahr. Wie sehr wünscht sie sich, sie würde sich alles nur einbilden. Sie hat Angst, in ein weiteres unüberschaubares

Gefühlschaos hinein gezogen zu werden. Nochmals kann sie so etwas nicht bewältigen. Sie mag Barbara. Gleichzeitig ist sie durch diese Annäherungsversuche aufgewühlt, verwirrt. Sie wünscht sich eine Freundschaft mit ihr. Sie will keine Liebschaft, keine mit Sex vermengte Angelegenheit und sicher keine Beziehung. Sie sieht ihren Job als selbst bestimmte Yogalehrerin in Gefahr. Angezogen auf dem Klodeckel sitzend starrt sie vor sich hin, versucht Zeit zu gewinnen. Alles dreht sich. Sie stützt ihren Kopf in die Hände und fokussiert angestrengt einen Punkt, versucht das Ringelspiel anzuhalten und krampfhaft einen klaren Gedanken zu fassen. Ihr ist klar, wie schwach sie in ihrem betrunkenen Zustand ist und erschreckt, als es an die WC-Tür klopft. Nun zittert sie ängstlich aufgeregt, hält die Luft an. »Nadine?«, hört sie zaghaft Barbaras Stimme, »ist alles okay mit dir?« »Ja«, antwortet sie abweisend. »Lass' mich doch in Ruhe aufs Klo gehen!« Dann tut es ihr leid und sie fügt resigniert hinzu: »Ich komme gleich.« Sie darf diese Verbindung zu Barbara nicht verlieren. Sie hat großen Respekt vor ihr als Yogalehrerin, als Studioleiterin und mag die Zusammenarbeit mit ihr. Wenn irgend etwas in die Richtung passiert, die sie vermutet, ist alles aus. Sie starrt an die weißen Fliesen und liest unbewusst halblaut den Text, der auf ein laminiertes Schild geschrieben ist, als wollte sie sich an irgendeine Realität klammern: »Liebe Yoginis, werft bitte keine Tampons oder Binden in die Muschel. Danke☺« Schließlich packt sie sich ein Herz und steht entschlossen auf. Sie öffnet die Tür mit einem Ruck. Barbara steht an das Waschbecken gelehnt, sieht zu ihr und sagt: »Ich muss mit dir sprechen.« Nadine graut vor dieser Einleitung. Panisch hat sie nur noch einen Gedanken. Sie muss hier raus. »Ich habe etwas im Studio gehört«, lügt sie. Ignoriert Barbaras Einwand und stürmt an ihr vorbei. Barbara bleibt erst verdutzt stehen, dann kommt sie in großen Schritten hinterher, holt sie im Eingangsbereich ein und greift nach ihrer Hand. »Du weißt es bereits.« »Ja«, rutscht es ihr heraus und windet sich sogleich. »Und?«, fragt Barbara. Sie will es wissen. »Und was? Das klappt nicht!« »Du willst es doch auch!« erwidert Barbara. Das ist zuviel. Eine Lawine an schrecklichen Gedanken überrollt sie. Die Erinnerung an Jürgen, der sie fest hält, der genau diesen Satz sagt, der sie gegen ihren Willen nimmt. »Lass das!«, fährt sie Barbara an. Wackelig befreit Nadine sich aus dem Griff von ihr. Nimmt sich ihre Jacke von der Empfangstheke und setzt ihre Mütze auf. »Lass alles wie es war! Ich will es genau so!« Aus einer plötzlichen Eingebung heraus packt sie eine Angst, alles zu verlieren. Mit einem Gefühl von Mitleid küsst sie Barbara auf den Mund und entschuldigt sich: »Warte nicht auf mich«, sagt sie, »bitte!«, und flüchtet.

11. Mai 2015

Buch mustert Winkel, wie er da so steht und seinen Körper aufrecht zur Schau stellt. Er tritt in bewusst großen Schritten auf ihn zu, lässt ihn dabei nicht aus den Augen. Ohne zu zögern, hält er seine Kriminaldienstmarke hin und fragt direkt nach seinem Alibi der vergangenen Nacht und ob er Nadine Sonnen kenne. Winkel will scharf zurück schießen und holt Luft. Doch dann verändert sich sein Gesichtsausdruck und er zögert für einen Moment. Buch nutzt Winkels Unsicherheit und drängt ihn mit seinem breiten trainierten Körper zurück an die Wand. Er lässt ihm keine Wahlfreiheit, er fordert jetzt die Antwort. »Wir wollten ihr Angst einjagen«, gibt Winkel an die Wand gedrängt klein bei. Sein Blick ist gerade, doch seine Stimme verrät Angst. »Sie hat uns böse hintergangen.« Er schnaubt verächtlich und spuckt den Namen von Barbara Keller wie etwas Giftiges dem Hauptkommissar entgegen. Dann lehnt er sich nach vorne und dreht sich weg, um zurück in den Flur zu gehen. »Kommen Sie weiter«, sagt er nun mit dem Rücken zu Buch, »muss ja nicht alles im Hausflur besprochen werden.« Buch riecht den Schweiß Winkels und folgt ihm ins Büro. Auf dem Weg dahin wirft er einen Blick ins Studio. Das Studio ist groß und hell. Ein lichter Holzboden, große Altbaufenster und hohe Wände. Zum Flur ist eine Abtrennung durch Glasbausteine, die Licht durchlassen und die die Größe der Räume, obwohl sie abgetrennt sind, wahren. In allen Räumen ist nach wie vor der Lärm des Bahnhofs allgegenwärtig. »Das Studio ist schön«, sagt Winkel, als könne er die Gedanken des Hauptkommissars deuten, »aber es ist leider einfach zu laut.« Er deutet Buch an, auf einem der beiden Stühle

Platz zu nehmen und setzt sich selbst hinter seinen Schreibtisch. »Warum die Fragen nach Nadine? So schlimm ist es ja nun nicht gewesen, dass die Polizei eingeschaltet hätte werden müssen. Das ist wieder typisch Barbara«, sagt Winkel und versucht seine schmalen Lippen zu einem Lächeln zu zwingen. »Wie man's nimmt«, erwidert Buch knapp. »Erzählen Sie mir einfach, was gestern gewesen ist. Wo waren Sie ab 18 Uhr?« Winkel zieht sein iPhone aus der Tasche und tut so, als müsse er nachsehen, was am Vortag auf seiner Agenda steht. »Ich habe unterrichtet. Eine Klasse bis 19 Uhr. Die andere bis 21 Uhr. Ich hatte«, dann schlägt er einen grünen Ordner, der auf dem Schreibtisch vor ihm liegt, auf, »ganze drei Schüler im ersten Unterricht und vier zur späten Stunde.« Buch zieht die Augenbrauen hoch: »Das klingt nicht nach einer vollen Klasse.« Winkel lehnt sich auf seinem Stuhl nach hinten. »Das war es auch nicht. Wahrlich kein gutes Geschäft. Barbara und ihr Freund haben uns ganz schön fertig gemacht. Nadine ist auch nicht ganz unschuldig. Ich gehe davon aus, sie hat sich einfach dran gehängt. Mit dem Auftrieb eines neuen coolen Studios. Wie das bei jungen Leuten eben so geht - verantwortungslos und egoistisch.« »Was meinen Sie damit?« Winkel wischt mit seiner Hand über sein kurzes dünnes Haar. »Wo soll ich anfangen?« Er seufzt. Dann holt er in seinen Erzählungen aus und spricht von den Anfängen, als Nadine bei seiner Frau und ihm im Unterricht war. Später habe sie bei Camilla die Lehrerausbildung absolviert und seit zwei Jahren unterrichtet Nadine bei 'Yogaland'. »Oder soll ich besser sagen, sie hat unterrichtet? Die Kleine ist talentiert und versteht es, die Schüler zu begeistern. Sie weiß vor allem, wie die Jüngeren ticken. Ist ja selbst erst dreißig oder so.« Er lacht für einen

Moment. »Die Männer finden sie sexy und die Frauen möchten auch so attraktiv sein wie sie, eifern ihr nach. Sie versteht es, allen das Gefühl zu geben, sie seien etwas Besonderes. Hat ihre Schüler immer ermutigt, angespornt und gutes Feedback gegeben, wie sie noch besser Fortschritte machen könnten und was ihnen der Weg mit Yoga eröffnen werde, wenn sie nur dran blieben.« Buch fragt ihn, was er damit meint. Als nicht Yoga Praktizierender könne er sich das nicht vorstellen. »Es ist ja nicht nur eine äußerliche Reise, Herr Hauptkommissar. Auch wenn sich der Körper verändert, so ist es insbesondere das Innere des Menschen, der Kern, der sich wandelt.« »Und was wird anders?« Winkel lacht und seine Stimme wird belehrend. »Ich möchte jetzt nicht zu weit ausholen, aber«, er holt tief Luft, als habe er das, was er nun zu sagen beabsichtigt, schon hunderte Male erzählt, »Mit der Haltung des Kriegers, Virabhadrasana, werden Sie fokusiert. Mit der Haltung des Baums, Vriksasana, balanciert. Mit regelmäßigem Üben diszipliniert. Mit Lotussitz und einer Meditation ausgeglichen. Sie schlafen besser, Sie werden gelassener. Sogar Ihr Herzkreislauf und Ihr Blutdruck lassen sich beeinflussen. Und das ist wahrlich kein Gerede mit Luftblasen, sondern mit Statistiken nachgewiesen.« Buch gibt zu erkennen, er versteht, und möchte das Gespräch wieder zum Vorabend lenken. »Wann haben Sie Frau Sonnen zuletzt gesehen. Und was ist gestern Abend mit Frau Sonnen passiert, Herr Winkel. Wie sehr wollten Sie ihr einen Denkzettel verpassen?« Winkel steht nervös auf und geht zu dem Regal mit den Ordnern. »Sie wissen ja gar nicht, was hier in den letzten Monaten los war«, er wird geschäftig und deutet auf die Ordner. »Sie hat alle unsere

Schülerinnen und Schüler angeschrieben. Wirklich alle!« Er schnaubt verächtlich. »Sie hat ihre Workshops an den Tagen angeboten, wenn wir welche hatten. Sie hat Themen gewählt, die unseren ähnlich waren, und«, er holt tief Luft, »sie hat allen einen Preisnachlass gegeben. Hier ein bisschen und da ein bisschen.« Er schlägt mit der Faust an die Wand. »Die Schlampe. Sie hat es mit allen Mitteln versucht. Mich um ihren Finger gewickelt. Mit ganzem Einsatz. Auch übers Bett ist sie gegangen. Ich bin verheiratet, habe ich ihr gesagt. Nun. Einmal ist es dann eben doch passiert. Sie wissen doch selbst, als Mann«, er sucht mit einem kurzen Blickkontakt Buchs Solidarität und spricht weiter, »der Wille ist stark. Das Fleisch ist schwach. Wie das eben so doch passieren kann.« Buch lehnt sich gelassen nach vorne und hält den Blickkontakt: »Ich dachte mit Yoga lernen Sie Disziplin und ist nicht auch Reinheit eines der Prinzipien?«
»Ja, ja. Aber man bleibt dabei doch ein Mann, Herr Hauptkommissar. Ein Mann«, seine Stimme überschlägt sich. Er wirkt aufgeregt, geht vor dem Regal hin und her. Buch setzt sich wieder aufrecht in den Stuhl und wird schärfer im Ton: »Was haben Sie nach neun Uhr gemacht?« Winkel bleibt stehen, wendet sich ab und sieht aus dem Fenster nach unten zur Haltestelle. Ein Quietschen einer einfahrenden Straßenbahn ist zu hören und der Boden vibriert. Dann dreht er sich zu Buch um, geht an seinen Schreibtisch zurück und lässt sich resigniert auf den Stuhl sinken. »Meine Frau rief mich an. Sie hätte etwas Schlimmes gemacht«, erzählt er. »Dann weinte sie am Telefon. Das hat sie noch nie gemacht! Sie ist eine toughe Frau, wissen Sie?«, er schaut zu Buch, als erwarte er von ihm, seine Frau zu kennen. Als Buch nicht darauf reagiert, wiederholt er nochmals

die außergewöhnliche Situation: »Sie hat ins Telefon geheult. Camilla! Sie heult niemals. Sie war fix und fertig. Kein Wunder, wir waren bereits beide mit unseren Nerven am Ende. Die Geschäfte laufen schlecht. Aber das habe ich Ihnen ja bereits gesagt. Camilla war auf jeden Fall in eine Situation geraten und wusste sich nicht mehr zu helfen. Meine liebe Frau, die sonst immer alles unter Kontrolle hat. Das war eindeutig zu viel.«

Februar 2015

Nadine sperrt gerade ihr Fahrrad vor 'Yoga Süd' an den Fahrradständer, als sie aus direkter Nähe hinter sich die Atemzüge eines anderen wahrnimmt. Aufgeschreckt fährt sie herum. Will diesen jemand anschreien. Ihre Nerven liegen blank. Als sie Çan sieht, entfährt ihr nur ein lautloser Luftstrom. In der Kälte sieht der erhitzte Atem aus wie eine Dampfwolke vor ihrem Gesicht. Für einen Moment schließt sie die Augen und hält inne. Sucht wieder Land unter ihren Füßen zu gewinnen. »Du bist ganz schön nervös«, bemerkt er. »Wohl wahr«, schnellt sie zurück. »Kein Wunder, du super Yogini. Bringst hier das Studio zum Überlaufen und kannst dich vor Aufträgen kaum noch retten.« »Wie man's nimmt«, sagt sie, um irgend etwas zu sagen und bückt sich nochmals zu ihrem Fahrradschloss. Als sie sich erneut aufrichtet, schaut sie kerzengerade in seine dunklen Augen und schmunzelt. Der schöne Çan. Warum nur wendet Barbara sich von ihm ab, fragt sie sich. Er hat so gleichmäßige Gesichtszüge, eine wunderschöne schlanke Nase. Und dann dieser goldbraune Teint dieser samtigen Haut. »Du kannst aber auch so was von unschuldig schauen, Çan.« »Was man von dir nicht behaupten kann.« »Na, na«, flirtet sie mit ihm, »Was meinst du denn damit? Ich, die pure Unschuld vom Lande!« Er lächelt verschmitzt und legt seine Hand auf ihre Schulter: »Du siehst müde aus, Nadine.« Ihre Knie werden weich bei diesen liebevollen Worten. »Jürgen und Camilla sind bestimmt nicht mehr gut auf dich zu sprechen?«, fügt er hinzu. Sie japst nach Luft: »Das ist, würde ich mal sagen, äußerst freundlich formuliert. Die beiden hassen mich regelrecht.« Çan legt den

Kopf schief und nickt nachdenklich: »Das würde ich an deren Stelle auch.« Nadine läuft bei dem Gedanken, Çan könnte sie hassen, ein Schauer über den Rücken. Dann wiederholt sie nochmals mit müder belegter Stimmer. » Çan. Wenn ich von Hass spreche, dann meine ich das wirklich: H.A.S.S. Die beiden hassen mich.« Erst schaut er ernst, dann schmunzelt er. Sie kann in seinem Ausdruck das Wechselspiel von 'soll ich ihr glauben oder übertreibt sie' deutlich sehen. Sie fühlt sich unverstanden mit ihren eigenen Gefühlen und dem Wissen über die ganze Situation. Çan bemerkt ihre plötzliche Traurigkeit. »Das wird schon wieder«, will er sie aufmuntern. »Musst nur noch eine kurze Zeit durchhalten. Bald arbeitest du ausschließlich in unserem schönen Studio - ist bestimmt nicht mehr so lange hin.« Sie mag Çan. Sie hat den Eindruck, er macht sich tatsächlich um sie Sorgen. Außerdem ist er einer der Wenigen, der sie wahrnimmt und sich ihr gegenüber sehr respektvoll verhält. Ihr ist die Situation unangenehm, wenn sie an ihre letzte Begegnung mit Barbara denkt. Sie empfindet sie derzeit äußerst anstrengend. Immer wieder wartet Barbara auf sie und bis ihr Unterricht zu Ende ist. Will mit ihr dies und jenes besprechen. Dabei hat sie früher alles immer gut alleine gemeistert. »Wie geht es euch beiden? Ich meine dir und deiner Freundin?«, fragt sie, um von sich wegzulenken. Sie möchte erfahren, ob er dieselben Probleme in seiner Beziehung sieht wie Barbara. »Sie arbeitet ziemlich viel«, sagt er kurz angebunden. Dabei entgeht ihr nicht sein ausweichender Blick. Sie spürt, mit diesem Thema bei ihm einen wunden Punkt getroffen zu haben, und wünscht sogleich, das Gesagte wieder zurück zu nehmen. Sie möchte sich nicht noch ein Problem dazu aufladen. Çan zieht seine Hand zurück und steckt beide Hände tief in seine Jackentaschen. Sogar mit gesenktem Blick ist seine Körpersprache klar. Er will etwas sagen, ringt mit sich, ist unschlüssig. Dann schaut er zunächst an ihr vorbei und fragt doch für sie unerwartet: »Weißt du, was sie immer so lange im Studio treibt?« Nadine schießt das Blut in den Kopf. Nie hat sie ihre eigenen Gefühle unter Kontrolle, ärgert sie sich. Er muss schon längst alles erraten haben, denkt sie. Doch die Dunkelheit bietet ihr Schutz. Zögernd antwortet sie ihm: »Du weißt doch. Mit den vielen neuen Schülern. Sie hat jede Menge zu tun.« Er reagiert, als habe er die Antwort nicht gehört: »Früher hat sie den Verwaltungskram meistens zu Hause erledigt oder bei mir. Jetzt sehe ich sie bald gar nicht mehr«, beschwert er sich. Nun zwingt Nadine sich zu einem Lächeln, das sie aus der unangenehmen Situation, mehr zu wissen als er, retten soll: »Das wird wieder besser. Das mit dem neuen Studio ist am Anfang etwas aufwändiger. Hab' Geduld. Du verdienst ja auch mit bei den Erträgen, oder?« Çan dreht sich zur Seite und es sieht so aus, als wollte er gehen. Unvermittelt stellt er ihr eine prekäre Frage: »Hat sie etwas mit einem Schüler?« Nadine bleibt bei seinen traurigen Augen beinahe das Herz im Hals stecken. »Barbara?« wiederholt sie etwas zu laut und aufgebracht. Mit einem Male sieht sie, wie Çans Körperhaltung angstvoll zusammen sackt. Seine Schultern hängen und er macht auf sie einen bemitleidenswerten Eindruck. Sie kann es ihm nicht sagen und so flüchtet sie sich wieder in die selbe Ausrede, Barbara habe so viel zu arbeiten und er solle sich nicht so viele Gedanken machen. »Bitte sag' es mir Nadine, wenn du etwas weißt. Du bist zur Zeit näher dran an ihr als ich. Dir erzählt sie mehr.« Nadine weiß es und doch schüttelt sie vehement den Kopf. Sie starrt auf das Studio und will gehen. Dann ringt sie sich zu einem abschließenden Satz durch, der ihr in diesem Moment passend erscheint: »Das bildest du dir alles nur ein.« Ein Gefühl von Kälte durchströmt ihren Körper. Nadine will in die Beziehungsprobleme ihrer Geschäftspartner nicht hinein gezogen werden. Sie wickelt sich den Schal fester um den Hals, ihr ist kalt. »Ich muss dann mal hoch ins Studio. Komm doch mit, Çan?«, sagt sie aufmunternd. »Nein«, wehrt er heftig ab. »Sie hat mir gesagt, es stört sie, wenn ich ständig ins Studio komme. Besser nicht.« Ohne sich nochmals umzudrehen, geht er. Nadine hört sein lautes Atmen. Für einen Moment glaubt sie, ihn schluchzen zu hören. Er geht zu dem verwilderten Weg, der seitlich am Haus entlang zur nächsten Straße führt. Nadine geht diesen Pfad, den er gewählt hat, nie entlang. Sie bevorzugt die gut beleuchtete Straße über die Hofeinfahrt zum Studio. Der dunkle Weg ist ihr zu unheimlich. Nachdenklich schaut sie ihm hinterher bis er in der Dunkelheit verschwindet. Sie konnte ihn nicht aufrichtig trösten. Er spürt selbst, wie weit Barbara sich von ihm entfernt hat. In einem Anflug von Mitgefühl für ihn und einer Traurigkeit fasst Nadine den Vorsatz, mit Barbara gleich darüber zu sprechen. Sie wird sie zur Rede stellen. Sie muss. Langsam geht sie einige Stufen im Treppenhaus nach oben. Von Schritt zu Schritt wird ihr die neue Abhängigkeit von 'Yoga Süd' bewusst. Sie spürt einen Klos in ihrem Hals. Seit sie sich von Jürgen und Camilla mehr und mehr abwendet, verschwinden ihre Alternativen. Sie kann nicht zu noch einem anderen Studio wechseln. Sie müsste weg von Sachsenhausen und eventuell sogar außerhalb von Frankfurt unterrichten. Nochmals komplett von vorne beginnen. Das stimmt sie nachdenklich. Neben ihrer eigenen aufkommenden Angst verblassen Çan und seine Sorgen in ihrer Wahrnehmung. Sie bleibt stehen und versucht krampfhaft, sich eine Strategie auszudenken, nach der sie sich in ihrem neuen Umfeld verhalten kann. Ist unschlüssig. Sie starrt in die Dunkelheit. Fährt mit den Fingern über das Holzgeländer. Nach einer Weile spürt Nadine neben ihrer Angst noch etwas anderes. Sie entdeckt ihre Zuneigung zu Barbara. Auch wenn sie das Gefühl hat, von ihr vereinnahmt zu werden, so fühlt sie sich auch zu ihr hingezogen. Sie genießt es, wie aufmerksam ihre Freundin Barbara ist. Sie freut sich darüber, wie viel sie gemeinsam haben. Außerdem bemerkt sie, was sie täglich von ihr dazu lernt. Sie ist so charismatisch. Ihre Auffassung von Yoga und vom Unterrichten ist vollkommen unterschiedlich zu dem, was sie bei Camilla und Jürgen gesehen hat. Barbara zeigt ihr wie schön und spannend die indische Philosophie ist, wie tiefgründig Yoga sein kann. Sie hat das Gefühl, mit ihr einen großen Entwicklungssprung machen zu können. Schon jetzt profitiert sie ungemein als Yogini in dem neuen Umfeld. Sie atmet tief durch. Dann macht sie sich weiter auf den Weg. Noch im Stiegenhaus will sie sicher sein, was sie gleich sagen wird. Sie möchte sich nicht wieder in eine unüberschaubare Situation begeben. Ob sie Barbara überhaupt wegen Çan ansprechen soll? Wieder verlangsamt sie unsicher das Tempo aufgrund ihrer wechselhaften Gefühle. Einerseits bemitleidet sie Çan. Er ist immer so nett zu ihr. So respektvoll. Auch wenn sie ihn nicht immer versteht und er oft sehr verschlossen und zurück haltend ihr gegenüber ist. Das könnte natürlich auch mit seinen Beziehungsproblemen zusammen hängen, geht ihr durch den Kopf. Das wiederum weiß nur Barbara. Sie selbst kann das nicht beurteilen. Oder will sie es nicht? Will sie diese Ahnung wegschieben und sich ihre eigene Wirklichkeit schaffen? Was soll's! Sie gibt sich einen Ruck. Sie kann nicht auf jeden und alles achten, rechtfertigt sie sich. Sie muss an sich denken, wenn es sonst schon keiner tut. Sie trifft keine Schuld. Es ist sein und nicht ihr Problem, beruhigt sie sich. Als sie schließlich oben vor der Studiotür steht, beschließt sie nichts zu sagen. Sie ist zu erschöpft. Dann öffnet sie die Tür. Als Barbara sie direkt von der Empfangstheke so entwaffnend anlächelt, geht ihr das Herz auf. Das ganze Gefühlskarussell von eben wird von der Freude, Barbara so offen und herzlich zu sehen, abgelöst.

11. Mai 2015

Während Flora Siegel Notizen macht, geht Camilla Pascal aufgeregt auf und ab. All die Ruhe, die sie anfangs vermittelt hat, ist bei der Nachricht von Nadines Tod entwichen. Siegel entgeht nicht, wie ihre Überheblichkeit in Unsicherheit gekippt ist. Sie sieht darüber hinaus immer noch Wut, die jedoch von traurigen Gefühlen im Zaum gehalten werden. Sie selbst bleibt ruhig sitzen und stellt fest: »Sie haben sie betäubt und ins Studio von Frau Keller geschleppt. Was hätten Sie getan, wenn just in diesem Moment jemand gekommen wäre?« »An einem Sonntag?«, Pascal entfährt ein ungläubiges Lachen. »Sonntag Abend sitzen die Leute gewöhnlich zu Hause vor der Glotze. Da geben weder Barbara noch ich Yogaunterricht.« Immer wieder fährt sie nervös mit den Fingern durch ihr rotblondes Haar. »Ich wollte ihr einen Denkzettel verpassen.« Sie geht mit einem Male zu einer Kommode, öffnet die Türen und zieht einen Aktenordner heraus. Sie breitet ihn vor Siegel auf. »Ich zeige ihnen einmal unsere Bilanz vom Vorjahr und dann die Gewinne der vergangenen Monate. Wir haben seit Wochen und Monaten nur noch schlechte Umsätze.« Jetzt ist Pascal wieder mehr in ihrem aggressiven Element. »Das ist alles die Schuld von 'Yoga Süd'. Man könnte die Uhr danach drehen von der Eröffnung des Studios bis heute. Es ging erst langsam und dann steil bergab mit uns. Nadine war fröhlich dabei, uns zu vernichten. Unser Geschäft lief dermaßen schlecht, dass wir erstmals Kurse absagen mussten. Wissen Sie«, sie wendet Siegel den Kopf zu, als erhoffte sie Zustimmung für ihr Verhalten, »mein Mann und ich leben beide davon. Hier. Schauen Sie. Minus, minus, minus!«

Siegel sieht vom Ordner hoch zu ihr. »Eben noch sprachen Sie von Keller, der Schlange. Nun ist es Sonnen, die sie vernichtet?« Pascal erstarrt für einen Moment. Dann lässt sie sich erschöpft auf das Sofa sinken. »Nadine muss unsere Adressen geklaut haben. Jürgen hat Rückmeldung von ein paar Freunden bekommen. Sie wurden zu Workshops bei 'Yoga Süd' eingeladen. Bei einem war genau der selbe Tippfehler in der Adresse, wie in unserer Kartei. Jürgen ist es aufgefallen. Wir waren sicher, sie musste unsere Adressen verwendet haben.« Siegel schenkt sich selbst ein Glas Wasser nach. »Ich muss Sie etwas fragen: Geht es bei dem Betrieb eines Yogastudios um so viel Geld, dass man zum Dieb oder zum Mörder werden kann, Frau Pascal?« »Natürlich nicht!«, sagt Pascal laut. »Ich wollte sie erschrecken. Aber die dumme Kuh hat im Iris alles geleugnet. Später im Studio hat sie dann gelacht und gesagt, wir müssten es ihr erst einmal nachweisen!« Siegel wird ärgerlich, weil Pascal immer wieder aufhört zu sprechen und verharrt. »Jetzt lassen Sie sich doch nicht alles aus der Nase ziehen, Frau Pascal. Was ist weiter passiert? Frau Sonnen hat sie ausgelacht. Warum in aller Welt fesseln Sie eine Betäubte in Yogagurte!« Pascal entweicht der letzte Rest Farbe aus dem Gesicht. »Ich habe sie in keine Gurte gewickelt!«, erwidert sie trotzig. Sie zieht die Schultern hoch, »und selbst wenn. Nichts weiter ist geschehen.« Sie nimmt ein violettes Tuch, das über dem Stuhl hängt und legt es sich um den Hals. Sie friert. »Ich habe sie einfach liegen lassen.« »Und sind gegangen? Das glaube ich jetzt nicht«, ergänzt Siegel im zynischen Tonfall. »Nun ja. Genau das habe ich aber gemacht.« Siegel glaubt ihren Ohren nicht zu trauen. »Sie knoten eine Frau in Gurte und gehen einfach?«, Siegel bleibt bei der Behauptung,

Pascal habe auch die Gurte um sie gewickelt. »Hatten Sie nicht Angst, dass sie daran erstickt oder etwas Schlimmeres passieren könnte?« Pascal spielt mit ihren Fingern im Tuch. »Ich habe dem nichts mehr hinzuzufügen. Nadine war dabei uns in den Ruin zu treiben. Ich habe sie nicht getötet.« Dann holt sie tief Luft. »Nun gut. Ich habe sie in Gurte gebunden, in der Haltung der Kobra. Davon stirbt man nicht. Und jetzt«, dann steht sie auf, »möchte ich, dass sie gehen. Ich denke mal, ich werde einen Anwalt brauchen, der mich vor Ihren Anschuldigungen schützt. Ich habe sie nicht umgebracht!« Siegel schüttelt den Kopf beim Anblick der nunmehr harten Mimik ihres Gegenübers. »Sie werden Ihren Anwalt entweder direkt jetzt und hier oder bei uns verständigen müssen. Oder was haben Sie gedacht? Das ist eine Gewalttat und Freiheitsberaubung vom Allerfeinsten. Mit dieser Straftat kommen Sie erst einmal mit aufs Präsidium.« Dann nimmt sie ihr Mobiltelefon und ruft an.

Februar 2015

Nadines Workshop ist bis auf den letzten Platz ausgebucht. Barbara musste im Vorfeld sogar eine Warteliste anlegen und diesen Schülern versprechen sich zu melden, sollte jemand unverhofft ausfallen oder absagen. Immerhin - zwei konnten nachrücken. Der Raum ist voll. Viele Schüler kennen Nadine bereits von 'Yogaland' oder vom Unterricht in den vergangenen Monaten bei 'Yoga Süd'. Sie begrüßen einander herzlich und die Stimmung ist gut. Die Matten sind in engen Abständen auf dem Boden ausgebreitet. Bis alle ihre Plätze einnehmen, vergeht einige Zeit. Schließlich wird es ruhiger und Barbara und Nadine begrüßen die Schüler offiziell zum Workshop. Nach dem Abfragen nach physischen Einschränkungen und einer Einleitung, was in dem Workshop zu erwarten ist, beginnt der Unterricht. Mit geschlossenen Augen chanten sie gemeinsam. Mit dem rhythmischen Gesang eines einfachen Mantras, stimmen sie sich ein. Es folgt eine Atemübung im Liegen, ehe sie mit den Stehhaltungen beginnen. Es herrscht eine konzentrierte Stimmung. Einige der Schüler schwitzen bereits bei den einfachen Haltungen, andere scheinen sich weniger anstrengen zu müssen. Nadine und Barbara gehen immer wieder durch die Reihen, um die Schüler zu korrigieren. »Und jetzt setzt euch in Dandasana auf die Matten«, gibt Nadine nach einer Weile die Anweisung. Etwa dreißig Schüler sitzen aufrecht mit ausgestreckten Beinen dicht aneinander gedrängt auf ihren Matten, die Hände neben den Hüften. Manche schielen zu den Nachbarn. Wollen herausfinden, ob sie ihre Haltung richtig machen oder schauen, wie gut es der Sitznachbar kann. Andere blicken nach vorne, zufrieden in ihrem Tun und bei sich. Ein paar Schüler sitzen gekrümmt, andere kerzengerade, manche haben ihre Beine etwas angewinkelt, andere wiederum strecken ihre Beine, haben die Fersen nach vorne gedrückt, die Zehen zu sich gezogen. Nadine kann bei den Korrekturen Barbaras Hilfe gut gebrauchen. Alleine hätte sie sich überfordert gefühlt. Es ist ihr erster gemeinsamer Workshop. Sie arbeiten schnell und im stummen Einverständnis. Nur selten gibt Nadine Barbara ein Zeichen, wo noch Hilfe notwendig ist. Meistens sieht sie selbst, wo sie korrigieren muss. In seltenen Fällen arbeiten sie zu zweit an einem Schüler. Nadine steht hinter einer Schülerin, schiebt das Knie in ihren Rücken und zieht sie an den Händen nach oben. Der Rumpf der Schülerin wird sichtbar länger, die Haltung verliert an Krümmung. Gleichzeitig stellt Barbara sich vor die Schülerin und drückt ihre Fußballen in Richtung Hüfte. Nadine läuft ein Prickeln von Glückseligkeit über die Haut, so gut empfindet sie die Teamarbeit mit Barbara. So etwas hat sie noch nie zuvor erlebt. Es wird konzentriert gearbeitet und beinahe herrscht eine euphorische Stimmung. Die drei Stunden vergehen wie im Flug, beide bewegen sich unentwegt durch die Reihen. Nach der Schlussentspannung kann sie Zufriedenheit in den Gesichtern der Schüler ablesen. Barbara lächelt mit einem wissenden Gesichtsausdruck zu ihr. Nadine wird in diesem Augenblick klar, wie wichtig dieser Erfolg für sie ist. Im Anschluss an diesen ersten Workshop bekommen sie viel Anerkennung und einige haben sich direkt für den nächsten Workshop in zwei Monaten angemeldet. Ein genialer Schachzug, geht es Nadine durch den Kopf. Sie haben vor dem Workshop noch die Idee gehabt, den Schülern einen extra Preisnachlass zu geben, wenn sie sich direkt für den nächsten verbindlich anmelden. Bis die letzte Schülerin sich verabschiedet und geht, haben sie zehn neue Anmeldungen.

»Unglaublich!«, jauchzt Nadine in freudiger Erregung. Barbara sitzt noch immer hinter dem Empfangstisch und macht die letzten Eintragungen in ihr Buch. Dann schaut sie hoch. »Das war der erste großartige, umwerfende...«, sie holt tief Luft, »allerschönste, beste, wunderbarste«, sie grinst, »gemeinsame Workshop!« Nadine lacht verlegen bei dem vielen Lob. Sie spürt, wie ihr das Blut in den Kopf steigt. »Musst dich dafür absolut nicht schämen«, sagt Barbara und kommt um die Theke herum. Sie fasst Nadine an den Händen und sieht ihr tief in die Augen. »Das war kein Zufallsprodukt, meine Liebe«, sagt sie, »das hast du dir hart erarbeitet.« »Du auch«, weicht Nadine aus. Dieser intensive Blick und die Berührung werden ihr gleich zuviel. Sie zieht ihre Hände vorsichtig zurück. Als sie sieht wie Barbaras Mundwinkel leicht nach unten rutschen, sagt sie ein sanftes »nicht doch«. Sie möchte die Freude an dem Erfolg und den Moment nicht zerstören. Und doch ist ihr daran gelegen, mehr Distanz zu schaffen. Die Situation ist ihr mit einem Male ohne die Anwesenheit der Schüler zu intim. Barbara hingegen hat genau das Gegenteil vor und geht näher an sie heran. Noch mehr Tuchfühlung geht es Nadine durch den Kopf. Ein Gedanke löst den anderen ab. Das Gefühlskarussell ist wieder an. Einerseits möchte sie sich gerne in ihre Arme schmeißen, einfach mit ihr schmusen und alles rund um sich vergessen. Andrerseits sieht sie warnend vor sich, wie diese körperliche Nähe mit Marina alles kaputt gemacht hat. Zudem ist sie immer noch zutiefst verwundet von dem Vertrauensbruch und den schlimmen Erfahrungen mit Jürgen. Zugleich fühlt sie sich in der Verantwortung gegenüber Çan. Sie empfindet aufrichtigen Respekt für ihn und hat bei dieser Nähe zu Barbara ein schlechtes Gewissen. »Bitte nicht«, wispert sie emotional hin und her gerissen. »Bitte«, fleht Barbara sie nun an, »nur ein einziges Mal. Ich habe bereits so lange gewartet.« »Du solltest nicht warten«, erwidert sie und wird doch wankelmütig. Nadine ist es immer schwer gefallen, Grenzen zu setzen. Schon gar nicht, wenn sie gefühlsmäßig keine klare Position einnehmen kann. Sie möchte hart bleiben. Doch dann ist sie für einen Moment nicht aufmerksam, zu weich, hat nicht alle Sinne beisammen. Sie fühlt ihre tiefe Zuneigung für Barbara und gibt der liebevollen Berührung instinktiv nach. Mit jeder weiteren Berührung verliert sie an Strenge. Barbara küsst sie. Sie küsst zurück. Barbaras Hände sind überall. Sie lässt es mit sich geschehen, lässt sich streicheln und stöhnt. Ihr Wille, sollte er jemals vorhanden gewesen sein, ist spätestens jetzt weggeküsst und all ihre Bedenken sind verflogen.

11. Mai 2015

»Für wen war es zu viel? Für Sie, für Ihre Frau? Oder war es Frau Sonnen etwa zu viel?« Buch stellt Jürgen Winkel mit diesen Fragen an den Pranger und beobachtet ihn dabei. Ehe Winkel etwas erwidern kann, hakt Buch nochmals nach: »Ihre Frau wusste von Ihrer Affäre mit Sonnen?« Winkel lacht. »Das war keine Affäre! Das war ein Ausrutscher. Ich habe nichts vor meiner Frau zu verbergen. Wir führen eine offene Ehe.« »Es war nur ein Ausrutscher« wiederholt Buch leise. Er kann sich nicht vorstellen, dass es für Winkel nur ein Entgleiten der Gefühle gewesen sein soll. Nadine ist jung und schön, Winkel eher durchschnittlich und mindestens zehn Jahre älter. Eifersucht ist das älteste und häufigste Motiv bei Morden. Was genau ist zwischen ihm und ihr gelaufen? Was hat seine Frau gedacht, als sie davon erfuhr? Unnachgiebig hält Buch seinen Blick auf ihn gerichtet. Winkel windet sich, er möchte darüber nicht sprechen. Nachdem es längere Zeit still ist, wächst die Spannung zwischen den beiden Männern. Winkel räuspert sich. »Sie hat mich einmal verführt und ich sie. Es war also zweimal. Zufrieden?«, sagt er im arroganten Tonfall. »Beim zweiten Mal war sie, denke ich, gerade dabei, unsere Adressen zu klauen und hat mich abgelenkt.« Dann schmunzelt er in Erinnerung. »Ist ihr auch gelungen.« Er lehnt sich selbstgefällig zurück in seinem Stuhl. »Um noch einmal auf den Anruf Ihrer Frau zurück zu kommen: Was war wem zuviel? Worum ging es in dem Telefonat?« Winkels selbstgefälliges Schmunzeln erstarrt. Als müsste er sich selbst Mut zusprechen, saugt er die Luft tief in sich hinein. »Camilla hat Nadine Schlaftabletten mit Sekt verabreicht und sie dann in Barbaras Studio geschleppt. Sie war so sauer und wollte Nadine einen Denkzettel verpassen.« »Und Sie denken immer noch, da war keine Eifersucht im Spiel? Sie schlafen mit einer jungen hübschen Mitarbeiterin und ihre Frau betäubt sie infolgedessen?« »Nein!«, fährt ihn Winkel, von dieser Unterstellung erbost, an. »Verdammt noch mal. Nein! Wir sind mit unserem Studio am Ende.« Er ist zornig. Buch reagiert nicht, sondern fixiert ihn weiterhin ungerührt mit seinem Blick. Winkel rutscht auf dem Stuhl defensiv noch weiter nach hinten. »Nadine ist uns weitaus überlegen. Wir haben alles in sie investiert, wir haben an sie geglaubt. Und das ist der Dank.« Buch fordert ihn auf, von dem Telefonat mit Pascal zu erzählen. »Sie hat Nadine mit Gurten in die Kobraposition gewickelt. Als sie es mir gestand, musste ich erst lachen. Doch Camilla weinte. Sie tat mir leid.« Er macht einen tiefen Seufzer. Die Erinnerung daran macht ihn unruhig. »Ich bin dann zu ihr ins Studio gefahren, wo ich seit der Eröffnung vor einem Jahr, nicht mehr gewesen bin. Ist ein schönes Studio. Das muss man ihr lassen. Nadine hat sich für etwas Besseres entschieden. 'Yogaland' war nicht mehr attraktiv genug für sie.« Er reibt nachdenklich seine Hände aneinander und zwingt sich, weiter zu sprechen. »Ich habe zu Camilla gesagt, sie soll nach Hause gehen. Ich kümmere mich darum.« »Und ihre Frau ist ohne Einspruch gegangen?« Buch glaubt ihm nicht. »Ja. Wenn ich es doch sage. Sie war fix und fertig. Sie fühlte sich erleichtert, dass ich mich darum kümmern werde.« »Und weiter?«, Buch drängt ihn, will ihm für die Antworten nicht zuviel Zeit geben. »Ich ging auf Nadine zu. Wollte sie von den Gurten befreien.« Er grinst für einen Moment. »Da lag sie dann, die Arme! In einer, so finde ich zumindest, sehr zutreffenden Pose. Schlafend.« »Sie war bewusstlos!«, schnaubt Buch ihn an, »Sie vergessen wohl, dass Ihre Frau sie mit Schlaftabletten betäubt hat, oder?« Buch ist über die lapidare Art wütend, mit der ihm der mutmaßliche Mörder gegenüber sitzt. »Nun gut«, winkt Winkel ab. »Sie war bewusstlos. Ich blieb eine Weile. Eine, vielleicht auch zwei Stunden. Ich habe sie beobachtet. Und je länger ich so dasaß und diese Ruhe in dem Studio hatte, desto klarer ist mir alles geworden.« »Wurde sie wach in der Zeit?«, will Buch wissen. »Ich habe sie nach einiger Zeit geschüttelt. Dann hat sie ihre Augen ein bisschen aufgemacht. Das erste, das sie sagte, war, wir werden das noch bereuen. Klar. Sie war sauer. Aber sie ist auch böse. Sie hat selbst in der Position der Kobra und«, er zögert einen Moment, »leicht betäubt schamlos gegrinst.« Dann steht Winkel auf von seinem Bürosessel. Er geht einmal um den Tisch herum und dann etwas orientierungslos wieder zurück. »Sie war«, seine Hände auf den Tisch gestützt, schaut er eindringlich zu Buch, »ohne jegliche Angst. Hat immer nur gesagt, die Zeit werde für sie arbeiten.« Er bleibt noch einen Moment so stehen. Dann sinkt er wieder auf den Stuhl. Nachdenklich mit einem in die Ferne gleitenden Blick sagt er: »Sie hat mich und meine Frau ruiniert. Sie war nichts, als wir sie aufgelesen haben. Eine junge einfältige Frau, die ihr Studium abgebrochen hat. Keine Arbeit. Ohne Perspektive. Wir haben ihr alles ermöglicht. Alles! Sie ist überhaupt nur durch Camilla und mich zur Yogalehrerin geworden. Und jetzt ist sie im Geschäft von Barbara. Partnerin - pah, dass ich nicht lache. Aber das genügt ihr ja nicht. Nein. Sie muss uns auch noch vernichten - diese Schlange! Uns, die wir alles für sie...«, er ist aufgebracht und mit seiner Rage wieder in der Gegenwart angelangt. »Wissen Sie was? Dann bin ich einfach gegangen. Hab' mir gedacht, die kann mich mal. Und habe sie liegen gelassen. Ich konnte nicht anders.« »Sie sind gegangen?«, fragt Buch und sieht ihn dabei erstaunt an. »Ja. Ich bin gegangen!« »Sie haben sie in ihrer Hilflosigkeit einfach so liegen gelassen.« Winkel lehnt sich im Bürostuhl zurück. »Naja. Sie hat uns beruflich fertig gemacht. Auch die letzten Schüler von ihr werden ihr noch zu 'Yoga Süd' folgen. Unser Spiel ist ziemlich ungleich geworden. Ich werde wohl anderswo weiter machen müssen. Sie sollte zumindest bis zum nächsten Morgen Zeit haben, darüber nachzudenken. Sollen doch ihre treuen Schüler sie auswickeln!«, gibt er mit einem hysterischen Lachen von sich. »Sie wissen, Herr Winkel, das ist Freiheitsberaubung und unterlassene Hilfeleistung.« Winkel zuckt nur mit den Schultern. »Dann ist es das eben«, gibt er resigniert von sich. »Hat die Schlampe es nun noch schneller geschafft. Ging ihr wohl nicht rasch genug, mich kaputt zu machen.« »Sie ist tot«, sagt Buch betont langsam. Winkel nuschelt noch etwas über Schlampe vor sich hin, bis er realisiert, was Buch eben zu ihm gesagt hat. »Sie ist was?« »Sie ist tot.« Buch beobachtet auf Winkels Wangen rötliche Flecken, als er unerwartet seine Augen schließt. Er schüttelt den Kopf und sagt langsam: »Sie hat gelebt als ich ging. Sie war doch nur eingewickelt. Das gibt es doch gar nicht.« »Wenn ich's Ihnen sage. Sie ist getötet worden. In ihrer hilflosen Stellung, hat jemand sie ermordet.« Winkel beginnt zu zittern. Vor Aufregung? Im Hass? Aus Ungläubigkeit? Buch kann seine Reaktion nicht einordnen. Er reißt die Augen wieder auf und starrt ihn an: »Mit einem Mord habe ich nichts zu tun«, sagt er schließlich in aller Deutlichkeit. »Ich möchte einen Anwalt.« Als

Buch darauf nicht reagiert, wird Winkel ungehalten. »Hören Sie. Ich habe mit diesem Mord nichts zu tun! Das können Sie mir und meiner Frau nicht in die Schuhe schieben.« Dann verschränkt er die Arme vor der Brust und schweigt. Mit seiner Atmung gehen die Unterarme in einem zu schnellen Rhythmus hoch und tief. Buch drückt die Wiederholungstaste auf seinem Mobiltelefon, ehe er es an sein Ohr hält. »Seid ihr schon da? Okay. Kommt hoch. Herr Winkel ist abholbereit.« Dann drückt er auf den roten Hörer und sagt. »Sie haben natürlich das Recht zu schweigen. Es steht Ihnen zu, einen Rechtsanwalt zu konsultieren. Sie können von diesem Recht laut § 163a Abs. 4 Satz 2 StPO Gebrauch machen.« Dann steht Buch auf, zieht seine Handschellen vom Gurt und verhaftet Winkel. »Muss das sein?« »Bei einer Freiheitsberaubung und unterlassener Hilfeleistung mit Todesfolge? Aber ja, Herr Winkel, das muss sein.« Die Handschellen klicken zu. Winkels ungläubiger Blick wird mit dem unnachgiebigen Stoß des Hauptkommissars in Richtung Ausgang feindlich. Er deutet mit dem Fuß auf seine Schuhe im Flur, die er noch anzuziehen beabsichtigt. Danach verlassen sie das Studio.

LEICHNAM. Übersetzt von Sanskrit, der alten indischen Sprache, bedeutet Shava Leichnam. In dieser Pose wird ein Toter nachgeahmt. Wenn einmal das Leben ausgehaucht ist, bleibt der Körper unbeweglich. Die Gedanken sind ruhig. Den Tod nachzuahmen ist eine der schwierigsten Posen. Sie führt zur vollkommenen Entspannung. SHAVÁSANA.

2. Mai 2015

Immer wieder denkt Nadine an den einen Nachmittag mit Barbara im Studio. Sie möchte es als etwas Einmaliges in ihrem Kopf und vor allem in ihrem Herzen bewahren. Sie haben sich danach offen ausgesprochen. Barbara will nicht wirklich verstehen und noch weniger akzeptieren, aber sie kann Nadines Ängste sehen. Nadine hat ihr an dem Nachmittag auch von Marina und Felix in Österreich erzählt. Über ihr Zusammentreffen mit Jürgen hat sie weiterhin geschwiegen. Sie schämt sich. Sie kann mit niemandem darüber offen sprechen. Dann müsste sie alles erzählen. Auch das von dem Diebstahl der Adressen. Sie kann sich gut vorstellen, dies würde ihren Erfolg mit dem Workshop schmälern. Sie möchte ihre neue Vorgesetzte, und das ist Barbara nach wie vor, nicht über alles einweihen. Insbesondere jetzt, da sie mit fünfzehn Prozent am Gewinn beteiligt ist. Çan hat es nicht so in den Kram gepasst, dass sein Anteil schrumpft. Er gab aber klein bei, als Barbara von einer größeren Motivation für alle Beteiligten und letztendlich noch mehr Einnahmen zu sprechen kam. Sie stellt sich vor den Spiegel an ihrer Eingangstür. Die Messingsonne, die einen runden Spiegel einrahmt, hat sie vor Jahren auf dem Flohmarkt erstanden. Damals dachte sie, wann immer sie einen Blick in den Spiegel wirft, geht die Sonne auf. An diesem Morgen bleibt sie länger als gewöhnlich stehen. Denkt an das Schlendern über den großen Frankfurter Flohmarkt. Damals fing sie gerade mit Yoga an. War zufrieden. Jetzt beginnt für sie ein neues Kapitel. Dafür muss sie Kraft sammeln. Sie braucht die Wärme der Sonne. Vor beinahe einem Jahr eröffneten Barbara, Çan und sie das Studio.

Seit insgesamt vier Jahren ist sie bereits bei Camilla und Jürgen, erst im Unterricht und dann als Lehrerin. Es wird Zeit, sich weiter zu bewegen, Lebewohl zu sagen. Sie setzt ihre Lieblingsmütze auf und grinst. Dann geht sie zurück in den Raum und schaltet ihr iPad an. Sie möchte noch einmal in alte Zeiten tauchen, alte Fotos anschauen. Am Tag der offenen Tür von 'Yogaland' machte sie erste Aufnahmen. Jürgen und Camilla sehen auf den Bildern glücklich aus. Er hält liebevoll seine Hand auf die Schulter seiner Frau, sagt etwas, das sie zum Lachen bringt. Sie blättert weiter, betrachtet die Bilder vom Studio. Wenn man den Lärm nicht hört, denkt sie, so ist es tatsächlich ein unglaublich schönes Studio. Sie zieht die Beine an sich und verkreuzt sie in Svastikasana, dem Schneidersitz. Fast wehmütig blättert sie durch die digitale Ansammlung von Erinnerungen. Zwei Jahre später der Beginn ihrer Ausbildung. Ein weiteres halbes Jahr später die Prüfung und der Abschluss. Heute weiß sie, das war viel zu kurz. In sechs Monaten kann man niemals wissen, was man für einen guten Yogaunterricht braucht. Sie müsste wieder einmal Unterricht nehmen, eventuell in einem anderen Institut, in einer anderen Stadt, geht es ihr durch den Kopf. Sie darf sich von Barbara nicht so abhängig machen, wie sie es bei Camilla und Jürgen getan hat. Vielleicht wird sie irgendwann selbst einmal ein Studio eröffnen. Doch nun steht der erste Abschied an. Eigentlich fühlt sie sich noch nicht bereit dafür. Sie wollte die Entscheidung noch eine Weile vor sich hin schieben. Doch Camilla besteht auf einem Gespräch in dieser Woche. Sie sagte, sie wüsste etwas, das ihr nicht gefällt. Ob sie von den Adressen Wind bekommen hat? Nadine streicht sich über ihre Beine von den Leisten zur Knieinnenseite. Was sie nur von ihr will, fragt sie sich, doch tief in ihrem Innersten weiß sie bereits eine Antwort. Sie hat Angst vor dem Gespräch. Sie schiebt das nächste Bild auf den Screen. Es zeigt sie mit Camilla in einer freundlichen Umarmung. Der Tag der bestandenen Prüfung. Camilla hält das Zeugnis nach vorne und beide lachen. Worüber nur haben sie damals so gelacht? Und weshalb nur hat sich alles so negativ verändert? Sie denkt an den Herbsttag, an dem Jürgen vor ihrer Tür stand. Es ist alles so irreal und doch so präsent. Sie würgt. Ein widerwärtiges Gefühl drängt sich hoch. Es gibt keinen Weg mehr zurück. Sie hat keine Wahl. Selbst wenn sie Camilla anvertrauen würde, was geschehen war. Würde sie ihr glauben? Würde sie nicht viel eher ihrem Mann Glauben schenken oder sich eine eigene Variante als Wahrheit ausdenken? Der Diebstahl und vor allem, wie sie die Dateien für 'Yoga Süd' verwendete, sind durch nichts zu rechtfertigen. Ihr ist klar, sie kann keinen Tag mehr länger bei den beiden arbeiten. Sie legt das iPad neben sich und seufzt. Dann legt sie ihre beiden Daumen ans Brustbein, faltet die Hände in Namaskara-Mudra, der Gebetshaltung. Nadine schließt die Augenlider sanft über die Augäpfel. Sie senkt den inneren Blick zum Brustbein. Dann chantet sie ein lautes Om. Dreimal um anschließend zu meditieren. Noch immer sind die Fotos präsent aus alten Zeiten. Sie vermengen sich mit ihren eigenen Bildern aus der näheren Vergangenheit. Eindrücke von der Vergewaltigung vermischen sich mit den Liebkosungen von Barbara und Marina und Felix. Sie möchte keine realen Bilder mehr sehen müssen und konzentriert sich auf ihren Atem. Lange ausatmen beruhigt die Sinne. Sie löst ihre Gedanken von ihrer Vergangenheit und von der Außenwelt. Nach einigen Minuten gelingt ihr endlich der

Rückzug. Sie ist für eine kurze Zeit ganz bei sich. Keine Gedanken. Der Schmerz löst sich auf. Alles um sie verschwindet. Nur der Atem führt sie rhythmisch durch ihre Meditation. Ganz aus der Ferne hört sie ein Schellen. Immer wieder. Es holt sie langsam zurück in die Wirklichkeit, in ihre Wohnung. Nach und nach realisiert sie, es ist der Klingelton an ihrer Tür. Sie öffnet die Augen. Ihr langsamer Meditationspuls schnellt hoch. Wer kann das sein? Schon lange hat sie niemanden mehr zu Hause empfangen. Meistens ist sie im Studio oder unterwegs bei Freunden. Wieder packt sie ein Gefühl von Angst. Sie möchte keinem die Tür öffnen. Sie streckt die Beine von dem Bett und stellt die Füße auf den Boden. Beide Füße parallel, spürt hinein in die Außenkanten, Innenfersen und Ballen. Sie versucht sich bewusst zu werden, Land unter den Füßen zu gewinnen. Kann sie es schaffen, ihre verrückten, schwirrenden Gedanken in Verbindung mit dem Boden zum Stillstand zu bringen? Es gelingt ihr nicht. Langsam und aufgeregt steht sie auf, geht an den Türöffner. Sie ist neugierig, will warten. Vielleicht ist es nur der Postbote oder einer von irgendeiner Hilfsorganisation, versucht sie sich zu beruhigen. Wer sonst sollte sie zu Hause aufsuchen? Es ist bestimmt nicht Barbara. Davon geht sie aus. Weiß sie es wirklich? Oder ist es etwa Jürgen? Wagt er es noch einmal zu ihr zu kommen? Das kann sie sich nicht vorstellen. Im nächsten Moment glaubt sie, es könnte Çan sein und sie wegen seinen Fragen zu Barbara aufsuchen. Oder ist es etwa Camilla wegen Jürgen? Sie möchte es wissen und doch nicht. Sie zieht die Mütze tiefer und versucht den Klingelton aus ihrem Kopf zu sperren. Der Besuch ist aufdringlich. Immer wieder wird an die Tür geschellt. Dann ist es ruhig. Er ist weg oder sie ist weg, denkt sie. Wie angewurzelt verharrt sie mit dem Rücken zur Tür, als plötzlich jemand laut an die Tür pocht. Mit der Faust. Nadine erschreckt. »Nadine. Mach endlich auf! Ich weiß, dass du da bist.« Als sie die Stimme wieder erkennt, beginnt ihr ganzer Körper zu zittern. Tränen lösen sich und laufen ihre Wangen entlang.

11. Mai 2015

»Was haben wir nun alles?«, fragt Siegel. »Ein Geständnis von Pascal, das Opfer betäubt zu haben. Sie schleppt es ins Studio und ruft ihren Ehemann an, nachdem sie es in Gurte gefesselt hat. Dann geht sie nach Hause und überlässt ihm die eingewickelte Nadine Sonnen.« »Geständnis Nummer zwei«, fährt Buch fort, »Jürgen Winkel beteuert, das Opfer bereits gefesselt vorgefunden zu haben, was sich wiederum mit der Aussage seiner Frau deckt. Er macht nichts weiter, redet mit Sonnen und lässt sie schließlich in ihrer Hilflosigkeit und angeblich bei Bewusstsein zurück.« Sie stehen vor einer Wand mit Bildern und Zetteln. Mittig das Foto von dem in Gurte gewickelte Opfer und schwarze Linien zu 'Yogaland' mit Winkel und Pascal. Zwei rote Linien zu 'Yoga Süd' mit Keller und Gologlü. Dann noch zwei grüne Linien nach unten. Es hängt eine Karte von Österreich mit einem gezeichneten roten Kreuz auf Passail in der Steiermark: Darüber die Namen Felix und Marina Ferstl mit einem großen Fragezeichen. »Hat jemand mit diesen Ferstl bereits Kontakt aufgenommen?«, fragt Siegel. Im selben Moment betritt Wolfgang Bär den Raum. »Ja. Wir haben es schon probiert, aber leider nur den Anrufbeantworter erreicht. Unsere liebe Frau Berg war dran. Dann hat sie mit den Kollegen in Österreich Kontakt aufgenommen. Sie fuhren direkt zur Wohnadresse des jungen Paares, aber keiner war zu Hause. Der Bruder von Felix Ferstl meinte, sie wären verreist. Wohin, wusste er nicht.« Buch schüttelt ungläubig den Kopf. »Haben die kein Mobiltelefon?« »Auf die Idee sind wir auch schon gekommen. Aber er hat tatsächlich keines und ihres ist nicht an.« Dann schweigen sie wieder. Siegel kann sehen, wie Buch versucht, den nächsten Schritt festzulegen. Wie er zögert. Wie er bereits das Für und Wider gedanklich abwägt. »Was geht dir durch den Kopf, Kai?«, fragt sie ihn einfühlsam. Buch sieht lange auf die Wand mit den Bildern und Linien. Dann sagt er: »Dieser Gologlü ist mir suspekt. Er war zu cool.« Siegel stellt sich neben ihn. Mit einem Male kommt ihr ein Gedanke, der sie, so hofft sie es, weiter bringen könnte: »Lass uns doch mal den jungen Fotografen holen«, schlägt sie vor, »die beiden kennen sich von der Arbeit.« »Paul Immerlieb«, Buch muss grinsen, als er den Namen ausspricht. »Ich rufe ihn gleich mal an. Er soll kommen«, bietet Bär seine Hilfe an. In Gedanken versunken sagt Siegel: »Was ist nur in Österreich passiert, das unser Opfer so durcheinander gebracht hat. Pascal meinte, sie wäre danach nicht mehr so leicht und unbeschwert gewesen.« »Winkel hat auch etwas von Österreich erwähnt«, er deutet mit dem Finger auf das Foto von Winkel. »Andrerseits kann ich mir nicht vorstellen, dass Winkel oder Pascal etwas verbergen. Die haben so schnell erzählt, dass sie Sonnen in Gurte gewickelt haben.« »Ja«, bestätigt Siegel, »und Pascal hat die Nachricht vom Tod Nadine Sonnens schockiert. Sie war wirklich überrascht.« »Jürgen Winkel auch.« Buch geht zurück an seinen Platz. »Oder sie haben alles abgesprochen und sich verstellt. Sie bleiben vorerst die einzigen Verdächtigen mit Motiv.« »Für sie Eifersucht und für ihn?« Siegel schaut erst zu der Tafel und dann zu Buch. »Eventuell auch Eifersucht? Vielleicht wurde er von ihr zu einem späteren Zeitpunkt zurück gewiesen? Sein Stolz ist verletzt.« »Auf jeden Fall hatten beide eine Stinkwut auf sie wegen ihrer wirtschaftlichen Misere«, gibt Buch ihr Recht. »Er war dabei den Beruf zu wechseln. Das ist für einen Mann seines Alters keine einfache Entscheidung. All das, was er sich über die Jahre aufgebaut hat, ist von der jungen Mitarbeiterin vernichtet worden.« »So ganz können wir die beiden also nicht ausschließen«, meint Siegel. »Ganz genau. Sie waren am Tatort und haben kein Alibi für die Zeit, in der der Mord geschehen ist.« »Das klingt so einfach«, seufzt Siegel, »Würde man nicht versuchen, alles zu vertuschen? Aufzuräumen?« Sie fährt mit ihrer Hand über ihre Stirn. Buch und Siegel blicken eine Weile, jeder in eigenen Gedanken, auf die Tafel. Schließlich greift Buch wieder die anderen Personen im Umfeld der Toten auf. »Was verschweigen uns Keller und Gologlü? Was könnte deren Motiv sein, sie aus dem Weg zu räumen?« »Das berufliche Motiv entfällt meiner Meinung nach. Sie hat der Jungunternehmerin Geld gebracht. Oder hat Sonnen etwa auch Keller betrogen?«, Siegel blickt mit hoch gezogenen Augenbrauen zu ihrem Kollegen. »Ich denke der Schlüssel zu einer Antwort liegt in Österreich«, sagt sie schließlich. »Ich hoffe«, gibt Buch von sich und flucht leise. Die Tür öffnet sich und Paul Immerlieb betritt den Raum. »Super, dass Sie so schnell kommen konnten«, begrüßt ihn Siegel. »Wir würden gerne mehr über Herrn Gologlü wissen. Sie haben doch mit ihm gearbeitet, oder?« Immerlieb nickt. »Das stimmt. Ist aber schon wieder ein paar Monate her, fast ein Jahr.« Immerlieb blickt auf das Foto von Gologlü an der Wand und es ist in seinem Gesicht abzulesen, dass ihm der Anblick des Bildes von Gologlü Unbehagen bereitet. Er schließt die Augen und denkt nach. »Jede Kleinigkeit kann uns helfen«, sagt Buch. »Çan ist ein eher ruhigerer Typ«, beginnt er. »Ein begnadeter Grafiker. Meistens still bei der Arbeit.« Er dreht sich unsicher zu Bär, der ihm auffordernd zunickt. »Er ist ziemlich ernst. Ich meine. In unserer Branche sind ganz schön viele Blender und Aufschneider unterwegs. Çan quatscht nicht viel rum. Der macht. Der überzeugt. Der muss sich nicht künstlich in den Vordergrund schieben. Ein sehr feinfühliger Mann, finde ich.« »Hat er sich in der Agentur Feinde gemacht? War er eher beliebt oder unbeliebt? Eventuell sogar ein Außenseiter?« »Nein. Er war einer vom Team. Keine Feinde«, er seufzt, »nicht das ich wüsste.« Wieder schaut er zu dem Bild und schüttelt den Kopf. »Als Grafiker machst du einfach deine Arbeit. Stimmst dich ab mit dem Chef oder auch direkt mit dem Kunden. Selbstverständlich gibt es da vielleicht auch einmal Meinungsverschiedenheiten. Aber du versuchst, deinen Job zu machen. Çan ist da ganz Profi.« In diesem Moment geht die Tür auf und die Kollegin Berg kommt atemlos in den Raum. »Hier sind also alle versammelt«, sagt sie. Mit ihrem orange gefärbten Haar ist sie der einzige Farbtupfer in dem Raum. »Sie haben ihn erwischt«, gibt sie kund. Als alle im Raum sie fragend anschauen, ergänzt sie. »Na Felix Ferstl! Er war bei den Eltern zu Besuch. Alleine. Seine Frau ist nicht bei ihm. Die ist wohl weiter nach Deutschland. Es gab Zoff bei dem jungen Ehepaar.« Ihr Blick wandert zu Immerlieb. »Wie das eben bei jungen Leuten so ist.« Sie spricht weiter zu Buch und Siegel: »Marina Ferstl ist weggefahren, ohne ihm zu sagen wohin. Ihr Telefon hat sie einfach liegen lassen. Er sollte gar nicht erst auf die Idee kommen, sie anzurufen. Und dann haben wir...«, sie stoppt mitten im Satz und wartet. Buch wird ungeduldig: »Und dann habt ihr was?«, will er wissen. Berg liebt es, mit künstlichen Pausen die Aufmerksamkeit auf sich zu ziehen. »Na wir haben ihre Eltern angerufen. Die wohnen nämlich hier in der Nähe von Frankfurt. In Soden. Die wissen von nichts. Sie hat sie auch nicht besucht.« »Schade«, sagt Siegel, »wäre auch zu einfach gewesen.« Buch räuspert sich. Er hat sich eine weitere Vorgehensweise zurecht gelegt. Möchte aktiv werden. Die Zeit drängt und er wird sichtbar unruhig. »Hier treten wir nur auf der Stelle«, sagt er schließlich. »Flora, wir gehen jetzt mal in die Wohnung von Sonnen. Und Wolfgang?«, fährt er fort, »du und die Kollegen von der Spurensicherung kommen mit. Vielleicht finden wir ja irgend etwas, das uns zu Marina Ferstl führt. Oder einfach mehr Aufschluss über Sonnen gibt. Wir tappen mit dieser Frau dermaßen im Dunkeln.« Siegel zieht ihre Jacke über und auch Bär und Buch machen sich bereit zu gehen. In der Tür wendet sie sich an Immerlieb: »Wenn Ihnen noch etwas zu Gologlü einfällt, lassen Sie es uns bitte wissen. Das kann eine Kleinigkeit sein. Eine außergewöhnliche Eigenart. Eventuell ein Streit mit seiner Freundin, an den sie sich noch erinnern. Etwas, das er vom Studio erzählt hat. Alles könnte uns weiter bringen.« Dann steckt sie ihm ihre Karte in die Hand. »Hier ist meine Nummer. SMS oder Anruf jederzeit. Okay?« Immerlieb nickt. Cornelia Berg stapelt die leeren Kaffeetassen. »Ich möchte das nächste Mal bitte auch so einen leckeren Kaffee haben, Herr Buch«, ruft sie ihm nach. »Ja, ja, der 'Kripo-Kaffee', der hat's in sich«, gibt Bär von sich und schmunzelt verbunden zu Siegel. »Danke«, sagt Siegel über die Schulter zu Berg, die das ganze Geschirr in ihren Händen hält. »Wofür?« »Sie wissen schon. Das müssen Sie wirklich nicht machen.« »Was?« »Na die leeren Tassen abräumen. Sie sind ein Schatz.« Berg freut sich über die Anerkennung. In mütterlicher Manier winkt sie mit einem gütigen Lächeln ab und erwidert: »Ich weiß ja, wie viel Sie immer zu tun haben.« »Trotzdem danke!«, betont Siegel und geht schnellen Schrittes hinter Buch und Bär her. Einer nach dem anderen verlässt das Präsidium, um sich wieder auf den Weg nach Sachsenhausen zu machen.

2. Mai 2015

Sie hört das Flehen ihrer Freundin hinter der verschlossenen Tür. Wie lange hat sie darauf gewartet. Und jetzt? Sie fühlt sich zwiegespalten. Ist es zu spät? Es ist so viel in der Zwischenzeit passiert. Sie war dabei, Marina zu vergessen. Oder hat sie ihre Gefühle nur verdrängt? Immer wieder klopft es an der Tür. »Mach auf Nadine!« Warum nur ist sie gekommen? Nadine drückt ihr Ohr an die Tür und hält den eigenen Atem an. Sie hört ein lautes Atmen und Seufzen. »Bitte.« Nun flüstert Marina direkt in ihr Ohr. Nur die Tür ist dazwischen. Was ist geschehen? Weshalb ist sie nach Frankfurt gekommen? Sie schafft es nicht, ihrem Pochen an der Tür länger standzuhalten. Langsam dreht sie den Schlüssel um und macht auf. Sie schaut in die von Wimperntusche schwarz verwischten Augen der Freundin. Bei diesem Anblick huscht dann doch ein Lächeln über ihr Gesicht. Sie wollte sie doch gar nicht so freundlich begrüßen, jedoch die Freude sie zu sehen lässt sie sofort weich werden. Ohne Worte legt Marina erleichtert die Arme um ihren Hals und vergräbt den Kopf mit dem dunklen dichten verwuschelten Haar in ihre Brust. Eine Zeit lang stehen sie so im Flur. Ihr Herz pocht gegen Marinas Gesicht. Am liebsten möchte sie einfach nur so stehen bleiben, doch dann greift sie um ihre Handgelenke, befreit sich aus der Umklammerung und sagt: »Komm' erst einmal mit hinein in die Wohnung.« In einer Selbstverständlichkeit hebt Marina ihre Reisetasche auf, die sie im Treppenhaus abgestellt hat, geht vor ihr in die Wohnung und setzt sich auf die Couch. Nadine wird ganz warm ums Herz, als sie Marina dabei zusieht. Sie kennt sie schon viele Jahre. Seit ihrer Zeit aus dem

Kindergarten. Schon beim ersten Anblick ist ihr Herz weich geworden und aller Gram und Groll sind verflogen. Eine Freundschaft, die seit fünfundzwanzig Jahren existiert, ist mit einer Geschichte, auch wenn sie noch so schlimm war, längst nicht zu Ende. Und schon gar nicht vergessen. Mit diesem Bewusstsein lächelt sie ihr nach. Ist einfach nur froh, sie wieder zu sehen. »Du hast abgenommen«, ist das erste, das Marina zu ihr sagt. »Du siehst auch nicht gerade bombig aus«, erwidert Nadine spontan. Marina lächelt erst zurückhaltend. Dann lacht sie und Nadine stimmt ein in das Lachen. Bald schütten sie sich aus vor Lachen. Wie in alten Zeiten japsen sie wie zwei Teenager. Als wäre nichts gewesen, bietet Nadine an, Teewasser aufzustellen. »Gut, dass du hier bist«, sagt sie, während sie die Tassen aus dem Schrank holt. Immer wieder schaut sie zur Freundin, als müsste sie sich vergewissern, dass sie tatsächlich in diesem Moment bei ihr auf der Couch sitzt. »Sorry, dass es so lange gedauert hat. Aber..«, sagt Marina und holt tief Luft, ohne weiter zu sprechen. »Muss wohl Einiges passiert sein, dass du kein einziges Mal anrufen konntest.« »Es tut mir wirklich leid, Süße.« Nadine stellt den Kocher an. »Ich habe noch ein paar Kekse«, sagt sie und hält die Packung in die Luft. »Gerne.« »Ich bin froh, dass der Dialekt von Felix auf dich noch nicht abgefärbt hat.« Wieder lachen sie. Als Marina den Tee in die Hand nimmt, beginnt sie zu erzählen. Felix habe sich nach der Abreise von Nadine damals immer öfters eingeraucht. »Ein oder zwei Joints am Wochenende wären okay gewesen. Das kannte ich von ihm. Aber zuletzt war es jeden Tag. Und es begann bereits am Vormittag!« Sie verdreht die Augen. »Er ist so träge geworden. Hat oftmals gleich mehrere Tage krank gemacht. Wollte nicht mehr in den Laden. Dann hat er natürlich noch mehr geraucht.« Marina nimmt sich einen Keks und beißt hinein. Krümel fallen auf das Sofa. »Nimm dir doch eine Serviette. Das gibt sonst überall Schokoflecken.« Als Nadine bewusst wird, was sie eben sagte, sieht sie mit großen Augen zu Marina und beginnt zu lachen: »Oh mein Gott. Ich klinge schon wie meine Mutter.« Marina grinst nickend. »Weißt du, es tut so gut, wieder einmal mit jemandem zu lachen. Ich habe mit Felix nur noch gestritten. Es war nicht auszuhalten.« Sie steht auf. »Ich habe ihm gesagt, ich werde erst mal eine Weile zurück nach Deutschland gehen. Ihm Zeit geben. Wenn er sich entschieden hat, werden wir etwas unternehmen.« Sie sieht sich an der Küchenzeile um. »Wo sind übrigens die Servietten?» »Oben rechts», sie zeigt mit dem Finger in die Richtung. »Da im Regal.» Marina stellt sich auf die Zehen und greift nach der Packung. »Was meinst du mit entscheiden?», führt sie das Gespräch fort. Marina setzt sich wieder neben sie. »Wenn er entschieden hat. Hasch oder Liebe. Ich kann ihm nicht mehr helfen. Er muss da selbst raus.» »Und was ist mit deinem Job?» »Ich habe erst einmal ein Monat frei bekommen. Unbezahlter Urlaub. Mein Chef ist echt cool. Das ist so ein ganz Lieber. Ich habe ihm alles erzählt.« Sie spricht darüber, wie Felix ausgeflippt ist, als Marina ihm von ihrem Plan und Deutschland erzählte. »Am Tag meiner Abreise hat er geweint. Der Kerl. Ich hoffe, er schafft es. Weißt du. Ich liebe ihn verdammt noch mal.« Nadine fühlt ihre Traurigkeit und schließt sie herzlich in ihre Arme. Marina schluchzt und ihr ganzer Körper bebt bei der Berührung der Freundin. Eine Weile wiegt Nadine sie in ihrer Umarmung. Streicht ihr manches Mal sanft über den Kopf und ermutigt sie. »Das wird schon wieder. Felix liebt dich doch auch wie verrückt. Das schafft er.« Mit einem Seufzen richtet sich Marina auf. »Ich hoffe«, sagt sie und nimmt dann eine der Papierservietten in die Hand und schnäuzt sich. »Sag, kann ich für zwei Tage bei dir bleiben?« Nadine nickt. »Klar doch. Weißt du doch. Immer. Gerne.« »Danke«, Marina schnauft erleichtert. Dann lehnt Marina sich zurück und schaut in die blassen Augen ihrer Freundin. »Und du? Wie geht es dir?«, fragt Marina sie aufrichtig. Nadine dreht ihren Kopf zum Balkon und starrt in die ersten Sonnenstrahlen dieses Frühjahrs. »Es war sehr kalt.« Marina wartet in Stille bis sie ihr nach und nach alles erzählt. Es ist das erste Mal, dass Nadine über alles spricht. Ohne wenn und aber. Von dem Ekel vor Jürgen. Von dem Ausrutscher mit Barbara. Von der verwirrten Sexualität. »Ich weiß gar nicht mehr, was und wen ich liebe. Wie ich empfinde. Ich bin einfach nur noch durcheinander.« Marina schaut sie lange an. »Setz dich nicht so unter Druck, alles so schnell entscheiden zu müssen. Du bist jung. Du hast alle Zeit der Welt, Süße!« Das entlockt Nadine ein breites Grinsen. »Du musst reden!«, scherzt sie, »Heiratest innerhalb kürzester Zeit und stehst schon wieder kurz vor der Scheidung.« »Stehe ich nicht! Ich lasse mir nur nicht durch den Drogenscheiß unsere Zukunft kaputt machen. Felix schafft das. Ich vertraue ihm da. Seine Eltern werden ihm sicher auch Druck machen«, ein schelmischer Blick von ihr zeugt von Zuversicht. »Ich wünschte, ich hätte deine Stärke, Marina.« »Komm' schon. Du bist ganz schön stark. Schau mal, was du alles geschafft hast!«, redet Marina ihr zu. Sie zählt ihr all die Erfolge auf. Die Yogaausbildung, der Unterricht, wie sie ihren Lebensunterhalt davon bestreitet und wie sie sich nach dieser Vergewaltigung dem

Leben stellt. »Daran würden andere zerbrechen. Du bist stark.« Es tut ihr gut, wie Marina ihr zuspricht. Vor allem war es wichtig, endlich darüber mit jemandem einmal gesprochen zu haben. Sie fühlt sich wieder lebendig. Dann lächelt sie und sagt: »Ich habe den Eindruck, Yoga ist bei der verdammten Menschlichkeit angekommen.« »Was meinst du damit?«, fragt sie Marina. »Weißt du, vor 5000 Jahren waren die Yogis im Wald. Haben in Enthaltsamkeit und größter Demut gelebt. Sie sind diesen Weg gegangen, um ihren Körper und ihren Geist zu vereinen. Schau dir bloß an, was wir hier machen. Kaum im Westen angekommen, wird nur noch Kommerz damit betrieben. Es geht um Betrug, um Diebstahl - und dabei nehme ich mich nicht aus!«, sagt sie in emotionaler Anteilnahme immer lauter. »Ich bin selber so ein Arsch geworden. Was ich nie werden wollte!« Marina streift ihr das blonde Haar aus dem Gesicht. »Sei nicht so streng mit dir. Du musstest dich«, dann scheint es so als suchte Marina nach einem richtigen Begriff, »... retten. Das, was Jürgen mit dir gemacht hat, war wirklich nicht in Ordnung. Eigentlich müsste er dafür auch belangt werden.« »Das ist jetzt zu spät.« Nadine schnaubt laut. »Ich bin um Nichts besser.« Niedergeschlagen rührt sie mit dem Löffel in der Tasse und starrt auf den Tee. »Nur, was sage ich Barbara. Ich bin mittendrin, ihre Beziehung zu zerstören.« Nun setzt sich Marina aufrecht vor ihr hin. »Du kannst nicht die Schuld der ganzen Welt auf deinen Schultern tragen. Sie ist für ihre eigene Beziehung in erster Linie selbst verantwortlich. Halte dich einfach zurück. Gehe ihr privat aus dem Weg. Sie muss erst eine Entscheidung treffen. Dann könnt ihr machen, was ihr wollt. Aber sie soll diese Entscheidung alleine treffen. Das ist wichtig,

Nadine. Hörst du!« Marina redet auf sie ein. Sie wirkt als habe sie in diesem Gespräch mehr und mehr an Kraft gesammelt. Nadine hingegen fühlt sich schwer. Die Situation, in der sie sich befindet, bedrückt sie. Sie mag Barbara, aber sie ist sich nicht sicher, ob sie mit einer Frau zusammen sein möchte. Vielleicht war sie bloß in Felix verliebt, der es allem Anschein nach überhaupt nicht wert ist. Sie liebt Marina, aber eben als beste Freundin und nicht als Geliebte. Dieses Gefühl von alter Vertrautheit möchte sie auf keinen Fall nochmals in Gefahr bringen. »Bitte frage mich nie wieder, ob ich mit dir und Felix...« weiter kann sie nicht sprechen. Als bliebe ihre Zunge am Gaumen kleben und der übrige Satz unausgesprochen. »Nein. Das werden wir auch nicht mehr. Darüber haben Felix und ich uns auch schon geeinigt. Das hat uns vollkommen verwirrt. Wir lieben dich beide. Und das wollen wir auch so bewahren. Aber...« »... auf Freundschaftsebene«, führt Nadine ihre Gedanken zu Ende aus. Marina nickt. Sie reden über Vergangenes und übergangslos von der Zukunft. Sie schweigen, lachen und weinen. Umarmen sich, beschimpfen sich. Es ist wieder da, dieses Gefühl von damals, als sie noch im Kindergarten sich um die Schippe im Sandkasten kloppten. Oder in der Schulzeit voneinander abschrieben. Als sie beide ihren Eltern nicht immer ganz die Wahrheit sagten und im Lügenpakt geeint waren. All das ist wieder vollkommen präsent und alles andere hat für Nadine an Wichtigkeit verloren. Als es Abend wird, zieht Nadine ihre Yogaklamotten an und will los zum Unterricht. »Soll ich mitkommen?«, fragt Marina sie fürsorglich. »Wenn du zum Unterricht möchtest? Warum nicht?« »Ich tue es nur für dich.« »Oh. Das muss nicht sein. Ich komme klar. Vielleicht ist es besser, wenn ich Barbara es erst einmal alleine verklickere, dass ich die Beziehung auf rein geschäftlicher Ebene halten möchte. Insbesondere jetzt, als ihre Geschäftspartnerin«, sagt sie stolz und grinst zu ihrer Freundin. Mit einem Male fühlt sie sich stark und sicher. »Wie du meinst. Ich lege mich ein bisschen hin. Bin ziemlich kaputt von der Reise und überhaupt.« Nadine zieht ihre warme Jacke an und dann küsst sie ihre Freundin liebevoll auf die Wange. »Danke, dass du gekommen bist. Auch wenn der Anlass jetzt nicht so toll ist. Aber ...« Marina legt den Finger auf ihre Lippen und erwidert liebevoll. »Danke dir.«

11. Mai 2015

Siegel, Buch und Bär stehen in der kleinen Wohnung des Opfers. Es sieht so aus, als wäre Nadine Sonnen eben erst aufgestanden und weggegangen. Bettdecke und Kissen liegen zerknüllt an die Seite geschoben auf dem Bett. Der dunkelblaue Vorhang ist nur ein Stück weit zur Seite gezogen. In dem kleinen Apartment ist es dunkel. Der für diesen Raum relativ große Fernseher bestimmt den Raum. Am Bettende steht ein lichtblaues voll geräumtes Sofa und ein kleines Kiefernholz-Tischchen. Bär verteilt Plastikhandschuhe. Ein Paar zieht er selbst über und nimmt das iPad von dem kleinen Tisch in die Hand. Schaltet es ein und gelangt ohne Passwort in das Bildprogramm. Zu sehen ist ein Foto von Pascal und Sonnen, die in die Kamera lächeln. Sie halten mit jeweils einer Hand ein Dokument nach vorne, als hätten sie einen Preis gewonnen. »Schau mal, Flora. Das muss ein älteres Bild von ihr sein.« Sie kommt auf ihn zu, während sie die Schutzhandschuhe anzieht. Er zoomt auf das Dokument. »Sieht aus wie eine Yoga-Urkunde. Mach' größer, Wolfgang«, sagt sie und versucht die Schrift zu lesen. »Das ist ihre Abschlussurkunde der Yogaausbildung von vor zwei Jahren.« Beide betrachten die Gesichter des Mordopfers und der eventuellen Täterin. »Da waren sie noch befreundet. Sie hat wohl ein wenig in der Vergangenheit gestöbert und alte Bilder angeschaut.« Buch sieht zu ihnen und ergänzt nüchtern: »Passt zu ihrem Abschied von 'Yogaland'.« »Was ist denn noch auf dem iPad?«, fragt Siegel neugierig. Bär klickt auf ein Foto-Icon nach dem anderen und Siegel benennt die Inhalte, sodass auch Buch auf der anderen Seite des Raums mitverfolgen kann, was sie sehen: »Sonnen mit Keller, Sonnen mit Pascal und Winkel. Einmal mit Gologlü. Und dann wieder. Warte mal!« Ehe Bär das nächste Bild wegschieben will, hält sie ihre Hand auf seine, um ihn zu stoppen. »Da war jemand, den wir nicht kennen.« Er hält das Display näher zu ihr hin und schaut sie an. »Das könnte diese Freundin in Österreich sein. Ein Selfie mit ihr auf einem Gartenfest? Und einmal ein Selfie mit ihm und ihr. Könnten beide sein. Ja das sind sie. Hier ist ein Hochzeitsbild von den beiden. Der Name der Bilddatei 'die Ferstls'. Sie und er in Tracht. Wow. Ein fesches Paar.« »Sehen beide gut aus«, bestätigt Bär. Buch kommt nun auch hinzu. »Wirklich ein schönes Paar.« Siegel kommentiert: »Er hat einen sehr weichen Gesichtsausdruck. Scheint ein netter Mann zu sein.« Buch dreht sich um zu ihr. »Du meinst, das ist am Gesichtsausdruck auf einem Foto festzumachen?« »Ja«, sagt sie erst überzeugt. Dann lächelt sie verlegen. »Naja. Man hofft eben, dass so jemand kein Mörder ist. Das würde ja das ganze Bild von Gut und Böse durcheinander bringen.« »Wäre nicht das erste Mal«, sagt Buch und blättert währenddessen in einem Ordner mit Papieren und Dokumenten, den er aus einem Regal gezogen hat. Siegel schaut einen Moment entrückt auf Bärs volle Lippen, die von dem kurzen dunklen Bart umrahmt sind. Schließlich löst sie ihren Blick von ihm und schaut, worin Buch blättert. »Und? Findest du etwas in dem Ordner?« »Nein. Leider bislang nur Versicherungen und anderen Verwaltungskram, wie Gas- und Stromrechnungen.« Sie wirft nochmals einen langen Blick auf das Hochzeitsbild. »Was ich meinte, Kai. Er hat den selben melancholischen Blick wie Gologlü.« »Melancholisch ist ebenso nicht mit nett gleichzusetzen«, erwidert er. »Das ist mir nicht unbekannt. Wie gesagt

- eine Hoffnung.« »Auch falsch.« Sie ist genervt von seiner Besserwisserei. »Ist ja gut, Kai!«, schnaubt sie. Etwas leiser spricht sie weiter: »Zumindest wissen wir jetzt, wie die beiden aussehen. Obwohl: Ihn haben wir bereits, beziehungsweise die österreichische Gendarmerie hat ihn ausfindig gemacht.« Nach einer Weile gibt sie ihrem Kollegen das iPad zurück. Als Bär es in eine Plastiktüte packen will, sagt Buch über seine Schulter hinweg zu ihm: »Schau mal Wolfgang, ob im Mailsystem irgend eine aktuelle Nachricht zu lesen ist, die uns jetzt weiterhilft.« Bär klickt auf das Mail-Icon. Langsam öffnet sich das Mail-Fenster. »Sieht nicht gut aus. Ich sehe hier nur Spam und die letzte Mail an sie ist«, er scrollt weiter nach unten, »schon mindestens eine Woche her.« Siegel schaut ebenso auf das Display und liest den Text. »Und das ist nur eine Mail mit der Abrechnung der Nebenkosten. Wahrscheinlich von ihrem Vermieter.« »Stimmt«, Bär dreht sich um zu Siegel, »Schade, sie scheint nicht gerade gerne zu mailen.« »Schade«, wiederholt Buch und bückt sich. Er schaut unter das Sofa. Dann greift er mit seinen weißen Handschuhen nach einer kleinen Kiste und zieht sie hervor. »Was ist denn das?«, möchte Siegel wissen. Buch hebt die Kiste hoch und will sie öffnen. Sie ist verschlossen. »Das sieht spannend aus.« »Vielleicht ein Geheimnis?«, gibt Siegel von sich, »ich komme mir vor wie bei den Schatzgräbern!« »Sind wir auch in einem gewissen Sinn. Nur«, er dreht die Kiste herum, »der Schlüssel klebt üblicherweise nicht auf der Unterseite der Schatzkiste, wie hier!« Er grinst, schließt auf und öffnet die Kiste. Ein lautes Quietschen ertönt beim Anheben des Deckels. Er zuckt zurück und Siegel, die sich währenddessen über Buchs Schulter gelehnt hat, quietscht ebenfalls. Nach einer kurzen

Schrecksekunde beginnen alle drei gleichzeitig zu lachen. »Das glaube ich jetzt nicht!«, sagt Bär. »Die Frau hat Humor«, gibt Buch immer noch lachend von sich. Vor sich hält er die geöffnete Holzkiste, aus der ein Buddha mit dickem Pappbauch auf einer Sprungfeder mit großem roten Mund wackelt. »Mensch, Kai. Das sieht mir eher nach einem Scherzgeschenk für sie aus.« »Vielleicht nach der Prüfung?«, erwidert Buch. »Steht etwas dabei? Sieht irgendwie handgemacht aus«, sagt sie, indem sie die Kiste genauer besieht. Buch hält sie hoch und dreht sie mit dem kleinen lachenden Buddha aus Pappe vor sich. Bär sieht auf der Innenseite des Kistendeckels die Initialen. »M.K.«, sagt er laut. »Der einzige Vorname mit M. ist der ihrer Freundin.« Sie sehen einander ratlos an. »M. für Marina. Und weiter?« »Ferstl hieß vor der Ehe anders«, sagt nun Siegel. »Kempf ist der Name ihrer Familie. K. für Kempf«, erinnert sie sich. »Möchte mal wissen, weshalb die beiden sich in Österreich gestritten haben.«, sagt sie und nimmt ihrem Kollegen die Kiste aus der Hand. »Das ist so ein liebevoll angefertigtes Geschenk.« Siegel geht ihren eigenen Gedanken nach. Sie vermutet, dass beste Freundinnen sich nicht selten wegen eines Mannes zanken und es bitterböse endet. Sie spielt für sich das Szenario gedanklich durch. Sonnen betrügt ihre Freundin mit dem Ehemann. Eine Freundschaft unter Frauen, die höchst dramatisch endet, sobald Neid und Eifersucht ins Spiel kommen.

Sie kann sich den Streit bildhaft vorstellen. Wohl auch, weil sie an die eigene Erfahrung mit ihrer besten Freundin Alexa denken muss. Die Zeit damals sollte die schlimmste Zeit für sie werden. Im Alter von etwa zwanzig Jahren, zu Beginn ihres Studiums, ist etwas sehr Einschneidendes passiert. Sie und Alex waren beste Freundinnen. Sie haben immer alles gemeinsam unternommen. Erst als Alexa einen Freund hatte, sollte sich das ändern. Ihre Freundin hatte kaum noch Zeit für sie, verbrachte einen Großteil der Zeit mit ihm. Natürlich war Alkohol im Spiel und ein bisschen das Gefühl, seit Peter in Alexas Leben kam, nicht mehr so wichtig für die Freundin zu sein. Ein kindischer Wunsch nach Aufmerksamkeit, der sie letztendlich in seine Arme trieb. Und die Arme von ihm waren weit geöffnet. Er hatte bereits mehrere Wochen davor um sie gebuhlt. Und sie hatten immer schon ein bisschen miteinander geflirtet. Aber alles im Rahmen. Dann geschah es auf einem WG-Fest am Zoo. Sie erinnert sich noch sehr genau. Alexa ging es nicht sonderlich gut und sie verabschiedete sich an diesem Abend früh, um sich auf den Nachhauseweg zu machen. Peter blieb und irgendwie war sie den ganzen Abend über mit ihm zusammen auf der Party. Ein Drink nach dem anderen, nette Gespräche und ein enger Tanz führten unweigerlich zu mehr. Sie verließen die Party und er begleitete sie nach Hause. Es war nicht weit zu ihr, sie gingen zu Fuß. Dann kam er auf einen Espresso mit nach oben. Und dann ist es passiert, wie es eben passieren musste. Sie begannen sich zu küssen und konnten nicht mehr aufhören sich anzufassen. Sie hatten tollen Sex. Doch danach war alles unangenehm. Das schlechte Gewissen bohrte sich wie ein Messer in sie. Peter ging noch in der selben Nacht zu sich nach Hause. Für ihn war es definitiv nur der Sex. Er wollte Alexa keinesfalls verlassen. Das hat er sogleich deutlich gemacht. Sie selbst war einfach nur verwirrt und in den darauf folgenden Tagen ging es ihr von Tag zu Tag schlechter. Irgendwie hatte sie sich doch mehr erwartet?

Eine Weile dachte sie sogar, sie wäre schwanger von ihm. Ihrer Freundin wich sie in dieser Zeit aus. Sie wollte es ihr nicht sagen und hatte Angst vor einer zufälligen Begegnung mit Peter. Mit der Ausrede, sie müsste fürs Studium lernen, konnte sie ohne viel Aufhebens auf Abstand gehen. Nach ein paar Wochen, als klar war, dass sie nicht schwanger war, hat sie es ihr schließlich gebeichtet. Sie wusste nicht mehr weiter. Konnte es auch nicht mehr für sich behalten. Alexa war stocksauer, hat sie angeschrieen und aus der Wohnung geschmissen. Das Schlimmste jedoch war, sie brach sofort jeden Kontakt zu ihr ab. Sie dachte erst, Alexa würde sich nach ein paar Wochen wieder beruhigen. Vielleicht hoffte sie sogar, sie und Peter würden sich trennen. Jedoch das Gegenteil geschah. Die beiden versöhnten sich sehr schnell und verbündeten sich gegen sie. Peter wäre von ihr verführt worden und sie alleine war die Schuldige. Sie hatte keine Möglichkeit, ihr irgend etwas zu erklären. Ging einfach nie ans Telefon. Ließ sie auch nicht in ihre Wohnung. Es war schrecklich. Als Alexa nach mehr als einem Monat immer noch keine Anrufe von ihr entgegen nahm, geschweige denn sich bei ihr meldete, wurde ihr bewusst, die beste Freundin wegen einer Dummheit verloren zu haben. Was hat sie sich Vorwürfe gemacht. Fast ein ganzes Jahr hat es gedauert, bis Alexa ihren Freund bei einem weiteren Seitensprung erwischte. Als sie sich trennten, erfuhr sie nach und nach wie viele Male er sie betrogen hatte. Bei einem Geburtstag einer gemeinsamen Freundin trafen Alexa und Flora zufällig aufeinander. Das war das erste Mal, dass sie wieder miteinander sprachen. Dreizehn Monate später. Sie erinnert sich genau. Heute ist sie immer noch mit Alexa befreundet, aber ihre Freundschaft ist seit dem Vorfall verändert. Sie wurden irgendwie vorsichtiger miteinander. Das uneingeschränkte Vertrauen war weg und kam auch nie wieder zurück. Schade, denkt Siegel.

»Das gehe ich später durch, wenn wir hier fertig sind, im Präsidium«, sagt Bär aus direkter Nähe von ihr zu Buch und reißt sie mit seiner Lautstärke abrupt aus den Gedanken. »Vielleicht gibt es Mails oder Fotos, die für den Fall aufschlussreich sein könnten.« Irritiert nickt sie den beiden zu. Doch dann reagiert sie auf seine Aussage und sagt: »Nun haben wir drei oder sogar vier Verdächtige auf emotionaler Ebene.« »Meine emotionale Ebene hier«, dabei streift Buch mit seiner Hand über seinen Bauch. »spielt ebenso eine wichtige Rolle. Sie kann Entscheidungen ganz vehement beeinflussen. Vor allem aber stoppt sie mein analytisches Denkvermögen und senkt meine ungeteilte Aufmerksamkeit. Ich habe Hunger.« Er grinst verschwörerisch zu Siegel. »Hier finden wir nichts mehr, was uns weiter bringt. Die Frau lebte alleine. Ein Großteil ihrer Vergangenheit ist in Form dieses iPads gespeichert.« »Und hoffentlich auch auf diesem Mobiltelefon!«, Bär hat es im Bad gefunden und hält es nun hoch . »Auch schon ein älteres Modell«, sagt er und klappt es auf. »Die letzt gewählte Nummer ist die von Pascal.« Siegel ist von seinem Zahlengedächtnis beeindruckt. Er merkt sich einfach alle Zahlen. Bär packt Telefon und iPad in eine Plastiktüte, als zwei weitere Kollegen von der Spurensuche mit ihren Utensilien die Wohnung betreten. »Das hat ja ewig gedauert«, gibt Bär von sich. »Such' du mal einen Parkplatz hier in Sachsenhausen. Dann weißt du selbst, wie das ist«, fährt ihn der Kollege an. Bär hält abwehrend die Hand hoch. »War nicht so gemeint.« »Dann können wir beide ja von dannen ziehen, liebe Flora«, Buch blinzelt ihr zu. »Oh ja«, sagt sie und verspürt im gleichen Augenblick ein Grummeln in ihrer Magengegend. »Na dann wollen wir mal!«, gibt Buch von sich und zieht seine Schutzhandschuhe aus. Als sie im Begriff sind, die Wohnung zu verlassen, sieht Bär den beiden sehnsuchtsvoll hinterher. »Denkt an mich«, ruft er. Buch und Siegel sind bereits im Treppenhaus, als Bär seinen Wunsch äußert: »Für mich eine mit Salami und Champignons, Peperoni und Käse ins Präsidium - so um 4 Uhr?« »Machen wir«, Siegel sagt dies in einem sehr liebevollen Ton und ihrer tiefen erotischen Stimme. Bär ist augenblicklich versöhnt und gibt noch spontan ein »Danke dir, mein Schatz« zurück.

9. Mai 2015

»I am free!«, auf ihrem Fahrrad auf dem Weg nach Hause singt Nadine den alten Tommysong der *Who* voll Inbrunst. Sie kommt gerade vom Yoga-Unterricht und hat sich fest vorgenommen, die Arbeit bei 'Yogaland' endgültig aufzugeben. Sie fühlt sich mit dieser Entscheidung sicher. Jede Begegnung mit Jürgen in den vergangenen Wochen war für sie eine Qual. Sie muss diesen Zustand beenden. Schon morgen wird sie es Camilla sagen. Mag kommen, was wolle. Sie wird diese letzte Hürde, ein klärendes Gespräch, nicht länger hinaus zögern. Mit Barbara hat sie bereits den Vertrag ausgearbeitet, rein geschäftlich natürlich. Ab Juni wird sie die neue Teilhaberin bei 'Yoga Süd'. Das war der Wetteinsatz im Herbst. Çan muss zwar auf fünfzig Prozent seines Anteils verzichten. Er ist aber froh und erleichtert, raus aus einem Teil der Verantwortung zu sein. Barbara versprach ihm im Gegenzug durch Nadines volle Mitarbeit, wieder mehr Zeit für die Beziehung zu haben. Das hat ihn überzeugt. »I am free. dadadada. I am free. And freedom tastes of reality.« Sie radelt aufrecht, ohne mit den Händen den Lenker zu halten, und zupft ihre Lieblingsmütze zurecht. Die Gespräche mit ihrer Freundin Marina in der vergangenen Woche haben ihr gut getan. Die Abnabelung von 'Yogaland' ängstigt sie nicht mehr so sehr. Im Gegenteil - sie ist längst überfällig. Sie weiß, Camilla wird zwar wütend sein, aber sie wird ihr nichts Besseres anbieten können. Die Geschäfte bei 'Yogaland' gehen schlecht. Dann müssen sie und ihr Mann ihr wenigstens keine Gage mehr bezahlen. Sie geht davon aus, die beiden ahnen bereits etwas davon. Sie hofft, sie werden ihr keine Steine in den Weg legen.

Vor ihrer Wohnung angekommen, bremst sie, dass die Reifen quietschen und eine schwarze Spur auf dem Asphalt hinterlassen. Wie ein Kind springt sie vom Rad. Freut sich auf ihre Wohnung, auf ihr Zuhause, ist voller Zuversicht. Sie überlegt sogar, nach so langer Zeit wieder einmal bei ihrem Vater anzurufen. Nur noch ein paar Tage diesen Gedanken aufschieben und Geduld haben. Wenn wirklich alles unter Dach und Fach ist, möchte sie jedoch unbedingt ihrem Vater von der neuen Geschäftsfrau Nadine Sonnen erzählen. Sie denkt voller Sehnsucht an ihren Vater, ist traurig, dass der Kontakt zu ihm vollkommen verebbt ist. In ihrer neuen Situation hat sie wieder Mut gefasst und auch die Kraft, dies in Angriff zu nehmen. Er hat das plötzliche Verschwinden seiner Frau damals nie wirklich verkraften können. Immer wieder stand dieses Thema wie eine Wand zwischen ihnen. Er sah überhaupt nicht mehr, was seine Tochter machte oder wie es ihr erging. Er war in seinem Selbstmitleid gefangen und unempfänglich für Nadines Sorgen und Probleme. Erst als sie ihr Studium der Sportwissenschaften schmiss, wachte er aus dieser Trance kurzzeitig auf. Es traf ihn tief. Als hätte er zweimal versagt. Seine Reaktion war Wut und sie stritten miteinander. Leider zu oft. Es hat ihre Besuche vergiftet und Nadine scheute immer öfters den Weg zu ihm. Aus den wenigen Besuchen wurden noch weniger, dann waren es nur noch ein paar Telefonate und schließlich fanden auch diese nicht mehr statt. Es entstand eine Sprachlosigkeit zwischen ihnen. Sie vergaß ihn oder zumindest verdrängte sie seine Existenz. War mit sich selbst beschäftigt und fand bei 'Yogaland' neue Freunde, die sie ablenkten und auch trösteten und mit dem Yoga erlebte sie eine Art Therapie. Sie musste doch selbst erst die Wut auf ihre Mutter in den Griff bekommen, wollte an Gelassenheit gewinnen. Sie war, das weiß sie heute, durch den egoistischen Verrat der Mutter in einen Schockzustand geraten. Als sie die Ausbildung zur Yogalehrerin abschloss, versuchte sie noch einmal zaghaft, mit ihrem Vater Kontakt aufzunehmen. Schrieb ihm eine Karte. Doch leider kam nie eine Antwort. Vielleicht kann sie jetzt mit der Nachricht, Teilhaberin in einem Yogastudio zu sein, punkten? Eine Woche noch, dann würde sie es erneut versuchen. Anrufen möchte sie nicht. Schreiben wäre auch nur ein halbherziger Versuch. Vielleicht fährt sie einfach ohne Ankündigung nach Soden zu ihm und klopft an die Tür. Sie stellt sich vor, ihren Vater vor sich zu sehen. Dann wird es sicher einen Weg geben. Euphorisch bei all diesen Gedanken, geht sie das Treppenhaus nach oben. Bei den letzten Treppen angekommen, erschrickt sie. Vor ihrer Eingangstür kauert Barbara auf dem Boden. »Was ist passiert? Was machst du denn hier?«, fragt sie aufgebracht. »Ich habe mich mit Çan gestritten«, erzählt Barbara und schaut hoffnungsvoll hoch. Nadine windet sich. Das kann sie jetzt nicht gebrauchen. Überhaupt nicht. Krampfhaft überlegt sie eine passende Antwort. Heraus kommt nur ein resigniertes: »Nein! Bitte nicht.« Barbara steht langsam auf und fragt: »Kann ich mit reinkommen?« »Nein!«, ruft Nadine als erste Reaktion, »das macht es nur noch schlimmer.« »Aber es hat sich so richtig mit dir angefühlt«, Barbara steigt von einem auf das andere Bein. Das ist es, worauf sie hinaus möchte, wird Nadine klar. Ihre Sorge schlägt um in Ablehnung und sie ist genervt. Unwillkürlich macht sie einen tiefen Seufzer und schüttelt den Kopf: »Wir haben darüber gesprochen. Lange und ausführlich.« Doch Barbara gibt so schnell nicht auf: »Ich weiß. Aber ich liebe es, mit dir zusammen zu sein.« Nadine wird sauer. Gleichzeitig kommt ein Gefühl von Sorge auf. Wie kann sie mit jemandem ein Geschäft führen, der in sie verliebt ist? Sie möchte nur arbeiten und in Ruhe Geld verdienen. Sie will ihre Miete bezahlen und keine Liebesprobleme haben müssen. »Ich hoffe, du hast Çan nichts erzählt?« Barbara schweigt. »Hast du?«, hakt Nadine hysterisch nach. »Ich habe dir gesagt, du sollst...« »Nein!«, blafft Barbara zurück. »Ich habe nichts gesagt! Zufrieden?« Nadine zieht erleichtert ihre Mütze vom Kopf. Sie versucht Zeit zu gewinnen. Überlegt, wie sie Barbara beruhigen kann. Wie sie sie hinhält und ihr zugleich keine Hoffnung macht. Aus einem Reflex heraus streicht sie ihr über den schwarzen Zopf. »Never fuck the office«, sagt sie schließlich und zwingt sich zu einem Grinsen. »Ich habe es dir erklärt. Wir müssen das trennen! Das geht nicht gut«, beschwört sie sie. »Dann beteilige ich dich eben nicht.« Wie ein kleines Kind stemmt Barbara trotzig ihre Hände in die Hüfte. »Na, na, na«, rudert Nadine zurück und holt tief Luft. »Du hast den Vertrag gemacht. Du hast ein Versprechen gegeben. Du stehst im Wort«, hält sie ihr mit zittrigen Beinen, jedoch bestimmt im Tonfall, entgegen. »Ich möchte dich nicht verlieren«, fleht Barbara. Sie stehen einander einen Moment lang schweigend gegenüber. Nadine bemerkt mit Erleichterung, wie Barbaras Mimik etwas weicher wird. Sie spricht ruhig mit ihr, versucht wieder zu erklären, was sie bereits in den vergangenen Wochen und Monaten mehrfach getan hat. »Ist ja gut«, erwidert Barbara traurig,»es fühlt sich einfach gut an mit dir.« »Wenn du durch mich herausgefunden hast, dich lieber mit

Frauen einzulassen, dann war es das wert. Dann bin ich es wert gewesen. Verstehst du? Das ist eine wichtige Erfahrung für dich«, Nadine spricht weiter, »aber das hätte genauso eine andere Frau sein können.« »Nein!«, widerspricht Barbara. Sie will Nadine mit der Hand berühren, zieht sie aber im letzten Moment unsicher zurück. »Es geht um dich. Ich will dich«, sagt sie. Nadine rollt unbewusst mit den Augen. »Ich habe das mit dir jetzt wirklich oft genug besprochen. Du musst es akzeptieren. Du solltest es verstehen. Du wirst noch einmal froh darüber sein!« Barbara streckt den Rücken durch. Sie atmet tief ein. »Hatte das nach dem Workshop denn gar nichts für dich ...?« Nadine hebt die Hand, möchte nicht dass Barbara weiter spricht. Sie selbst zögert. Überlegt, was sie sagen kann, um endlich eine klare Linie zu ziehen. Marina hat ihr gesagt, sie muss hart bleiben. Keine Hoffnung geben. Eventuell die Abfuhr kälter und direkter erteilen, als sie es sich selbst wünschte. Sie haben es sogar gemeinsam geübt. Was haben sie nur Tränen darüber gelacht. Als sie an diesen Augenblick denkt, wird sie unwillkürlich empfindungsloser. »Barbara, es war nicht das, was ich möchte. Ich empfinde nicht mehr als Freundschaft für dich. Ich war überrumpelt. Wir hatten einen tollen Workshop. Es war der Beweis meines Erfolgs. Ich möchte mit dir dieses Yogastudio zum bersten voll kriegen.« Sie lächelt. Und dann entdeckt sie ein Lächeln in Barbaras Gesicht und hat Hoffnung. Liebevoll streift sie eine widerspenstige Locke aus Barbaras Gesicht. »Und du möchtest das auch. Wir schaffen das. Aber nur, wenn du die Disziplin, die du bei deiner Yogapraxis immer wieder aufbringst auch privat integrierst. Verstehst du?« Barbara nickt langsam und nachdenklich. »Ich gehe jetzt in meine Wohnung. Und du gehst nach Hause«, sagt Nadine bestimmt. Sie atmet tief ein und hält den Atem an. Wartet auf die Reaktion und ob sie überzeugend genug argumentiert hat. Barbara ist immer noch unentschlossen. »Ich habe morgen den Termin mit Camilla. Wir haben lange darauf gewartet. Endlich ist es soweit. Ich muss bei diesem Gespräch fit sein. Hörst du?« Das scheint zu wirken. Barbara lässt einen tiefen Stoßseufzer von sich. Ohne ein weiteres Wort wendet sie sich ab und geht langsam die Treppe nach unten. Nadine wartet, bis sie die untere Eingangstür ins Schloss fallen hört. Erleichtert schnaubt sie alle angestaute Luft hinaus, geht in die Wohnung und schließt sofort die Tür. Sie sperrt zweimal ab und verriegelt nochmals mit der Kette die Tür von innen. Sie hat das Bedürfnis nach mehr Schutz und größtmöglicher Sicherheit in ihrer eigenen Wohnung. Sie muss endlich in Ruhe für sich sein können. Sie muss stark für das Gespräch am nächsten Tag sein. Sie wird nur an ihre eigene Zukunft denken. An sich, an sich und an sich. Die anderen haben sie schon zu lange benutzt. Damit ist jetzt Schluss!

11. Mai 2015

»Flora? Kommst du mit?«, fragt Buch seine Kollegin über den voll geräumten Schreibtisch hinweg. »Wohin denn jetzt schon wieder?« »Drei Mal darfst du raten.« »Oje«, ihr wird klar, worum es geht, »Zu Herrn Diehl?« »Ja genau! Du hast es schon beim ersten Mal erraten. Er möchte Berichterstattung zum Stand der Dinge. Passt zeitlich natürlich nie«, er steht dabei langsam auf, »ist aber verständlich.« Sie sieht ihn fragend an und begreift nicht, was daran verständlich sein soll. Buch erklärt es ihr: »Na eben die beiden Verhaftungen von Winkel und Pascal, die eher unwahrscheinlich die Mörder sind.« Er zieht die Schultern hoch: »Das Schlimme ist, der Mörder oder die Mörderin läuft immer noch frei herum.« In dem Moment platzt Alexander Diehl in den Raum. »Das sind allerdings Gründe für Absprachen«, sagt er aufgebracht. Buch lässt sich wieder zurück auf seinen Stuhl sinken während Diehl weiterhin aufgebracht spricht: »Zumindest sollte mir der Stand der Dinge berichtet werden und was die Polizei gedenkt, weiter zu unternehmen. Oder? Wie siehst du das Kai? Hallo Frau Siegel.« Der Leiter der Mordkommission steht in der Tür und schaut abwechselnd zu Buch und Siegel. Dann nimmt er ungefragt Platz auf einem der Stühle. »Wir haben beinahe den ersten Tag hinter uns und einen brutalen Mörder, der mit großer Wahrscheinlichkeit frei in Frankfurt herum läuft. Frau Dr. Stelter sagt, es war ein Genickbruch. Können wir sicher sein, es handelt sich um einen Mord mit einem persönlichen Motiv?« Er dreht sich zu Siegel. »Es ist der erste Mord in der Yogaszene. Können wir ausschließen, es handelt sich um einen Yogahasser? Sind noch weitere Hinrichtungen zu erwarten?« Diehl redet sich in Rage. Die Vorstellung alleine lässt ihn den Schweiß auf die Stirn treiben. »Wenn das in die Öffentlichkeit durchsickert, haben wir sofort eine Paniksituation. Yogamord in einem Frankfurter Yogastudio. Opfer in die so genannte Kobrahaltung gefesselt und anschließend kaltblütig ermordet.« Er zieht den Knoten seiner Krawatte weg von seinem Hals. Er ringt um Luft. »Ich sehe bereits die *Bild*-Schlagzeile vor mir. 'Yogakiller von Frankfurt' Oder 'Wie sicher ist es noch in den Frankfurter Yogastudios?'«, er schaut zu Buch. «Wir haben zwei Yogalehrer festgenommen, die die Tat vehement leugnen. Stehen jetzt alle Yogalehrer unter Generalverdacht?«, er verzieht seinen Mund. »Yoga und Mord. Nicht sehr schön«, murmelt Siegel und blickt abwartend zu Buch. Sie beschließt, ihren Kollegen alleine darauf antworten zu lassen. Er kennt Diehl besser und sie möchte ihm diese Aufgabe als Hauptkommissar gerne überlassen. Buch erzählt das, was Diehl wissen muss. Nicht mehr und nicht weniger. »Die beiden sind zurecht verhaftet, Alexander«, widerspricht er ihm. »Sie wegen Nötigung und Freiheitsberaubung und er wegen unterlassener Hilfeleistung. Wenn wir von einem Yogakiller ausgehen, der erst fesselt und dann tötet, dann ist Pascal mitschuldig. Sie hat zugegeben, das Opfer gefesselt zu haben.« »Warum weiß ich das nicht!«, gibt Diehl scharf zurück. »Sie haben beide für den Zeitpunkt des Todes kein Alibi. Außerdem sind sie noch nicht von einer Anklage wegen Mordes entlastet!« »Beweise, Kai. Dann liefert Beweise.« Buch gibt zu verstehen, dass er sich dessen durchaus bewusst ist. Er erzählt dann im Stakkatostil die Fakten und gibt Informationen an ihn weiter, die sie bislang gesammelt haben. Diehl scheint sich langsam zu beruhigen und fragt: »Und was gedenkst du, als nächsten Schritt zu unternehmen?« Siegel bleibt still, obwohl sie und Buch bereits gemeinsam in der Pizzeria ihr weiteres Vorgehen besprochen haben. Buch lehnt sich in seinem Stuhl zurück und überlegt einen Moment: »Wir werden uns nochmals die beiden Inhaber von 'Yoga Süd' vornehmen. Keller und Gologlü. Sie haben ebenfalls keine Alibis und sind, das glauben wir, emotional in dem Fall stärker involviert als sie bislang zugegeben haben.« Diehl streicht mit der rechten Hand über seine Krawatte. »Liebe im Spiel?« Nun will Siegel darauf antworten. Ein kurzer Blick zu Buch. Sie zögert. Wieder antwortet er: »Das Finanzielle ist bei 'Yoga Süd' in jedem Falle auszuschließen. Das könnte eher das Motiv unserer beiden festgenommenen Personen sein. Bei Keller und Gologlü muss etwas anderes dahinter stecken.« »Mehr als fünfzig Prozent der Täter kommen immer noch aus dem direkten Umfeld und der Familie«, Siegel hat den Drang, nun endlich auch etwas beizusteuern, »Es geschieht aufgrund verschmähter Liebe, Neid und Eifersucht«, sagt sie in ihrer dunklen angenehmen Stimme. Dabei lächelt sie zu Diehl. Sie beabsichtigt es bei dieser allgemeinen Info zu belassen. Mehr möchte sie nicht sagen. Ihrem Kollegen nicht ins Konzept pfuschen. »Na dann machen Sie bitte weiter, Frau Kriminalpsychologin. Das ist doch ihr Spezialgebiet.« Nun verdrängt ein Hauch von einem Lächeln seine griesgrämige Mimik. »Wir warten auf den Rückruf der Gendarmerie in Österreich«, kontert Buch. »Wir haben eine Telefonschaltung nach Passail und mit diesem Felix Ferstl. Vielleicht erfahren wir von ihm mehr. Sonnen war da zuletzt im Urlaub und ist laut aller vier Zeugenaussagen...«, er überlegt einen Moment und wechselt einen Blick mit Siegel. »nach dieser Reise verändert zurück gekehrt«, steht sie ihm mit der passenden Antwort bei. »Es muss da etwas vorgefallen sein, das sie über den Urlaub hinaus, zurück in Frankfurt, sehr belastet hat, sie laut Zeugenaussagen, veränderte.« »Sie meinen, die beiden Österreicher spielen eine gewisse Rolle?«, fragt Diehl. »Eine Spur, der wir nachgehen müssen.« »Die Frau von Felix Ferstl ist allerdings Deutsche und seit mehr als einer Woche verreist. Keiner weiß wohin«, ergänzt Siegel und blickt auf die Uhr. »Wann ist die Telefonschaltung?«, fragt Diehl. »In zwölf Minuten.« Diehl steht langsam auf. »Nun haben wir auch noch die Kollegen in Österreich in den Fall involviert. Das bedeutet«, er sieht zu Buch, »noch mehr Druck.« Er überlegt, ob er zur Schaltung bleiben soll, als Cornelia Berg den Kopf zum Eingang herein schiebt. »Ach hier sind Sie, Herr Diehl. Können Sie den Anruf der Staatsanwältin entgegen nehmen oder soll ich sagen ...«, weiter kommt sie nicht. Diehl schießt hoch vom Stuhl und geht rasch auf sie zu. Eilig deutet er ihr die Tür frei zu geben. Kurz bevor er verschwindet, dreht er sich noch einmal um. »Kai. Du hältst mich auf dem laufenden? Am besten ein paar Infos auch als Text, dann kann ich das bei Nachfragen gleich weiter leiten.« Buch nickt, aber sein Blick sagt etwas anderes. »Kai?«, Diehl hakt nochmals nach. »Und noch etwas«, er holt tief Luft, »die Presse wird erst noch raus gehalten. Keine Details nach draußen.« Dabei schaut er erst zu Berg rechts von sich und dann noch einmal zu Siegel ins Büro. »Aber Herr Diehl! Warum schauen Sie dabei nur uns beide an?«, will Siegel wissen. Sie kennt ihn und ist sicher, ihn mit diesem Kommentar endgültig loszuwerden. »War keine Absicht meine Damen«, versucht er sich herauszureden und räuspert sich.

»Also Kai. Das gilt auch für dich«, sagt Diehl und verschwindet hinaus in den Gang. Berg zwinkert verschwörerisch ihrer Kollegin zu und verlässt mit einem Schmunzeln ebenfalls das Büro. »So.« Buch grinst zu Siegel und stapelt die Papiere vor sich auf die andere Seite seines Schreibtischs. »Jetzt können wir endlich wieder arbeiten.« »Wir haben noch«, Siegel schaut auf ihre Armbanduhr, »zehn Minuten. Soll ich Ferstl befragen oder willst du das machen?« Buch lacht. »Was 'ne Frage. Natürlich machst du das!«

9. Mai 2015

Im Schlaf wirft sich Nadine unruhig von einer Seite auf die andere. Ein Albtraum von Camilla lässt sie aufschaudern und weckt sie Schweiß nass in der Mitte der Nacht. Ihr Puls rast und es dauert eine Weile, bis sie realisiert, es war nur ein Traum. Sie schüttelt den Kopf über ihre Phantasie. Camilla schwang als Domina in einem riesigen Studio die Peitsche. Im schwarzen Latex, einer Gesichtsmaske und hochhackigen geschnürten Stiefeln. Sie selbst kauerte in der Kindhaltung mit löchriger viel zu großer gerippten Unterhose und einem schäbigen Leibchen. Sie erinnert sich auch an das Gefühl in dieser Situation. Wie ängstlich sie war und wie erniedrigt sie sich fühlte. Doch dann ging sie aus eigener Kraft heraus in die Kobrahaltung und spürte eine unendlich starke Wut in sich. Camilla bemerkte den Widerstand und zwang sie mit der Peitsche in die Haltung des herabschauenden Hundes. Sie band ihr ein Nietenband um den Hals mit einer Leine. Zog fest daran, Nadine bekam kaum noch Luft. Panisch griff sie nach dem Halsband und wollte es wegreißen. Doch als Camilla laut die Peitsche knallen ließ und sie schrill und herrschend anschrie, erwachte sie. Nadine erinnert sich nicht mehr daran, was sie im Traum schrie, nur dass es böse und verletzend war. Sie zittert, der Traum hat sie hellwach gemacht. Die Gedanken an das bevorstehende Gespräch mit Camilla halten sie noch Stunden lang munter. Erst um etwa vier Uhr versackt sie in ein schwarzes Loch. Nur der Druck der vollen Blase weckt sie zu Mittag, andernfalls hätte sie aller Wahrscheinlichkeit nach noch länger geschlafen. Sie rennt ins Bad. Vor dem Spiegel bleibt sie stehen, schaut sich an. Sie ist von ihrem eigenen Spiegelbild überrascht. Ihre Sommersprossen leuchten an diesem Frühlingsmorgen und sie begegnet ihrem eigenen scharfen Blick. »Ich muss wieder zunehmen«, beschließt sie. Ihre Nase wirkt schmal und lang, so mager, wie sie ist. Anspannung und Aufregung schlagen sich bei ihr immer auf den Magen. Sie hatte schon länger keinen Appetit mehr oder vergisst schlichtweg zu essen. Mit Marina nahm sie zwar ein, zwei Kilo wieder zu, aber es sind immer noch acht Kilo weniger seit dem Vorfall mit Jürgen. Bei einer Größe von eins achtundsechzig sind achtundvierzig Kilo eindeutig zu wenig. Sie flicht ihr schulterlanges Haar zu zwei kurzen Zöpfchen und schneidet Grimassen. Vielleicht ist Marina zu erreichen, geht es ihr durch den Kopf. Zurück im Zimmer öffnet sie das iPad und klickt auf das Skype-Icon. Es kamen keine zwei Signaltöne, schon dreht sich der Kreis auf dem Screen und Marinas Gesicht ist zu sehen. »Oh wie schön, dass ich dich erreiche. Wie geht es dir?« Marina grinst in die Kamera. »Hier ist es herrlich. Ich bin in Ashurstwood und Jill kümmert sich wirklich sehr lieb um mich. Kannst du dich noch an sie erinnern? Sie hat uns mal in Frankfurt besucht.« Nadine muss nicht lange nachdenken. »Klar. Sag hello zu ihr!« »Was gibt's, Süße? Hast du bei 'Yogaland' endlich gekündigt? Hast du es ihnen schon gesagt?« Nadine setzt sich mit dem iPad aufs Sofa und verkreuzt die Beine. »Heute ist der Tag der Tage. Ich habe am frühen Abend den Termin mit Camilla.« »Und? Wie geht es dir dabei?« Nadine erzählt ihr von dem verrückten Traum. »Bald hast du es hinter dir«, unternimmt Marina den Versuch sie aufzumuntern. »Übrigens: Ich lerne langsam Grenzen ziehen«, gibt Nadine stolz von sich und spielt dabei mit ihren Zöpfen, die ihr ein wahrlich freches Aussehen geben. »Na

Pippi Langstrumpf, was hast du denn noch alles gemacht, seit ich weg bin?« Nadine lacht und erzählt von dem Vorabend. Wie sie Barbara mit aller Strenge nach Hause geschickt hat. »Ich möchte bloß mal wissen, wer hier die Domina ist und wer die Peitsche in der Hand hält«, erwidert Marina mit einem Grinsen. Dann geht Marina zu ihrem eigenen Thema über und wie gut ihr die Auszeit tut. »Klar vermisse ich Felix. Ich hoffe sehr, er schafft es«, sagt sie in einem Anflug von Melancholie. Nadine schneidet ein paar Grimassen, die beide zum Lachen bringen. »Hey Süße, ich vermisse dich auch!« »Hättest ja bleiben können.« »Weißt doch, dass Felix nicht lange gebraucht hätte mich bei dir zu finden.« »Ich weiß.« Dann schweigen sie eine Weile. »Ich muss jetzt los, Nadine. Jill wartet bereits auf mich. Wir wollen erst in den Coffee Shop zum Frühstücken und uns anschließend auf einen Spaziergang machen. Der Wald ist zu dieser Jahreszeit wunderschön. All diese Blue Bells! Kennst du diese blasslila farbigen Glockenblumen? Sie duften herrlich. Der ganze Wald riecht danach, vermengt mit den Gerüchen von Moos, Farnen und feuchter Erde.« Nadine lächelt bei der Vorstellung der Bilder und Düfte. »Außerdem will sie mir die Winnie-the-Pooh-Brücke im Ashdown Forest zeigen. Die gibt es tatsächlich!«, weiß Marina zu erzählen. Nadine ist erfreut darüber, wie gut ihre Freundin mit der für sie sehr schwierigen Situation umgeht.

Nach dem Skype-Gespräch mit ihr rollt Nadine die Yogamatte auf dem Boden aus, legt zwei gefaltete Decken übereinander und setzt sich darauf in Svastikasana, dem Schneidersitz. Sie faltet ihre Hände in Namaskara Mudra, beide Handflächen berühren einander, die Daumenseite schließt direkt an das Brustbein. Mit der Zeit geht ihre tiefe Atmung über in leichtes, sanftes Atmen. Sie schließt die Augen. Es tauchen Bilder von einer grünen Wiese auf mit den Blue Bells im Wald, die sich im Wind wiegen. Eine leichte Stimmung von Natur weht vorbei. Dann schweifen ihre Gedanken zu realen Bildern von Marina und Felix. Später sind es die Gesichter von Jürgen, Camilla und auch von Barbara, die auftauchen. Sie konzentriert sich auf einen imaginären Punkt zwischen den Augenbrauen. Die Bilder ziehen weiter oder verblassen, je länger sie still und in aufrechter Haltung auf ihrer Matte sitzt. In vollkommener Ruhe zieht sie die Luft tief. Sie formt ihre Lippen zu einem O und chantet ein inniges »Om«. Das zweite Mal ist der Ton stärker und das dritte Om, das sie von sich gibt, ist kraftvoll und füllt den Raum. Sie spürt die Vibration in ihrer Brust, auf ihrer oberen Gaumenplatte und fühlt das Erwachen einer großen Präsenz in sich. Danach öffnet sie langsam die Augen und streckt die Beine gerade aus. Sie hebt ihren Brustkorb an und verlängert die Innenseite ihrer Fersen weg von der Hüfte nach vorne. Eine Weile sitzt sie aufrecht mit ausgestreckten Beinen in Dandasana, was soviel wie ein steifer Stab bedeutet. Ihr Yogaritual beginnt mit einem Sonnengruß. Konzentriert auf die Atmung und die Asanas vergisst sie dabei mehr und mehr, was ihr bevorsteht und was in den letzten Wochen und Tagen und Stunden geschehen ist. Sie blendet die Umgebung aus, genießt den eigenen Rhythmus und achtet bei jeder Position, bei jedem Asana, auf die Ausrichtung der Gelenke, der Muskeln und findet dabei eine tiefe Entspannung. Nach etwa einer Stunde legt sie sich auf den Boden, streckt die Glieder von sich und schließt die Augen für die Abschlusshaltung. Shavasana.

11. Mai 2015

Noch fünf Minuten sind es bis zur Schaltung mit den Kollegen in Österreich. Das Telefon schellt. Siegel schaut erwartungsvoll zu Buch, sieht jedoch dann auf dem Display, es handelt sich um einen internen Anruf. Sie nimmt den Hörer in die Hand und lächelt dabei: »Hallo Wolfgang. Was gibt's?« Buch unterbricht seine Arbeit und schaut erwartungsvoll zu ihr. Sie wiederholt mit dem Telefon am Ohr: »Kai, ich soll danke schön sagen von Wolfgang für die Pizza.« »Gern geschehen«, brummelt Buch. Aber Bär ruft nicht nur wegen der Pizza an. Er hat die Auswertungen des iPads von Nadine Sonnen. »Viel ist es nicht. Sie scheint da in der Hauptsache ihre Fotos und Bücher - vor allem Yogalektüre - drauf zu haben. Mailen, wie du weißt, ist auch nicht ihre Art der Kommunikation. Eines dürfte euch jedoch interessieren«, sagt er und macht eine Pause. Siegel wird ungeduldig, es sind nur noch drei Minuten bis zur Schaltung: »Mensch, Wolfgang, jetzt sag schon, was du weißt«, drängt sie ihn. »Sie hat gestern noch einmal geskypt. Das letzte Mal mit Marina Ferstl über das WLAN einer gewissen Jill Maeson in Ashurstwood.« »Oh!«, erwidert Siegel, »Wo genau liegt dieses Ashurstwood?« »In Großbritannien, West Sussex. Zwischen London und Brighton, irgendwo in der Mitte.« »Wann war das?«, fragt Siegel aufgeregt, denn diese Information könnte das Alibi für die Freundin aus Österreich sein. »Von 12:15 bis 12:30 Uhr« »Okay«, Siegel ist sicher, Marina kommt als Täterin nicht mehr in Betracht. »Super. Das ist tatsächlich eine wichtige Information für uns. Insbesondere jetzt vor der Schaltung. Hast du schon Kontakt mit ihr aufgenommen?«, will Siegel von ihm wissen. »Das Gerät in England ist offline. Sobald jemand online ist, sage ich euch Bescheid.« Sie überlegt einen Moment. Diese Information verändert ihr Konzept der Befragung. Sie muss neu überdenken, welche Fragen sie nun im nächsten Telefonat stellen wird und in welcher Reihung. Es bleiben ihr nur noch zwei Minuten: »Danke Wolfgang. Tschüss«, sagt sie kurz angebunden und ist bereits gedanklich bei der Telefonschaltung, als Bär sich flirtend verabschiedet: »Aber immer doch gerne für dich. Tschüss.« Sie legt auf und berichtet Buch von den neuen Auswertungsergebnissen: »Dann entfällt sie wohl als Tatverdächtige, oder?«, resümiert auch er die Situation. »Theoretisch könnte sie schon von Gatwick nach Frankfurt gereist sein, wenn es denn einen Flug gibt«, erwidert Siegel. »Ist aber eher unwahrscheinlich. Viel realistischer jedoch mit dem privaten Login in England ist, dass sie da jemanden kennt und somit eine Zeugin hat.« Buch gibt ihr Recht: »Dann fallen die Österreicher generell weg als Mordverdächtige.« Siegel sieht etwas verloren zu der Tafel mit den Bildern der Tatverdächtigen. Dann entfährt ihr ein tiefer Seufzer und sie tippt mit dem Zeigefinger auf ihre Armbanduhr. »Wird Zeit«, sagt sie. Buch stellt sein Telefon um, setzt die Kopfhörer auf. »Ich bin bereit.« Siegel wählt sich ein und steckt ihre In-Ear-Kopfhörer in die Gehörgänge. Sie wollte sich schon immer andere Kopfhörer ins Präsidium mitbringen, hat es aber bislang immer vergessen. Jetzt muss sie die kleinen Knöpfe, die sie morgens für Musikhören in der U-Bahn nutzt, nehmen. Die Außengeräusche, wie zum Beispiel die durchdringende Stimme aus dem Büro nebenan von Frau Berg, sind dabei weiterhin zu hören. Sehr unangenehm, findet sie. Egal. Nun muss sie sich auf das

Gespräch konzentrieren. »Hallo«, sagt sie, als sie die Stimmen ihrer Kollegen hört. »Grüß Gott, Frau Kollegin.« »Flora Siegel, Kriminalpolizei Frankfurt. Guten Tag. Alles gut bei Ihnen?« »Bei uns scho. Wir hobn den Ferstl fia Sie dabei. Wullnsn glei amoi mit eam redn?« Flora Siegel muss sich bei dem starken Dialekt sehr konzentrieren. Das kann ja noch heiter werden, denkt sie bei sich. Buch grinst ihr aufmunternd zu. »Das wäre toll. Herr Ferstl?«, erwidert sie schließlich. »An klan Moment bitteschön. Woartens doch a bisserl. Er muass erst zu mir hear kumma.« Dann hört sie ein Raspeln in der Leitung. Scheinbar schiebt man ihm das Mikrophon hin. »Jo. Felix Ferstl. Wos gibts? Is mana Frau wos passiert?« Siegel ist froh. Die Kollegen haben ihm tatsächlich nichts verraten. Das hilft bei der Befragung. »Guten Tag Herr Ferstl. Mein Name ist Flora Siegel von der KriPo Frankfurt.« »Grüßgott«, hört sie ihn leise eingeschüchtert sprechen. »Zu allererst bitten wir Sie, nur unsere Fragen zu beantworten, damit wir schneller voran kommen.« »Ok.« »Kennt ihre Frau jemanden aus England aus Ashurstwood?« Stille. Dann hört sie ein Kratzen. Er scheint einen Bart zu haben. Wie Bär, geht es ihr durch den Kopf. Wenn er nachdenkt, reibt er mit den Fingern darauf. Eine blöde Angewohnheit, findet sie. »Ah. Die Jill!«, sagt er nach einer Weile, »Eh kloar. Des is a Freindin von iara. Do is sie also. Na do bin i oba froh.« Siegel hält mit den flachen Händen auf ihre In-Ohr-Kopfhörer, um alles zu verstehen. Auch Buch hält seine Hände auf den Kopfhörer. Er scheint mit dem österreichischen Dialekt ebenfalls seine Schwierigkeiten zu haben. »Ja, Herr Ferstl. Sie ist aller Wahrscheinlichkeit dort. Haben Sie von dieser Freundin eventuell eine Handynummer oder eine Telefonnummer über

Festnetz?« »Jo scho. Aber net dabei. Kann i eana oba gern bringen.« Siegel pustet angestrengt die Luft hinaus. Sie hat Schwierigkeiten, ihn zu verstehen. Etwas gereizt fordert sie ihn auf, deutlicher mit ihr zu sprechen. »Sie sind für mich sehr schwer zu verstehen. Die Leitung ist leider auch nicht sehr gut, Herr Ferstl«, versucht sie ihre Bitte etwas freundlicher zu formulieren. Als habe sie damit bei ihm einen Schalter umgelegt, spricht er von nun an deutlich und kaum noch mit einem Dialekt. »Entschuldigen Sie bitte. Meine Frau sagt das auch immer. Ich war nur eben so aufgeregt. Ich dachte, ihr ist etwas passiert. Ist doch nix passiert. Oder?« »Sie hat gestern in England über Skype kommuniziert. Wir gehen davon aus, ihrer Frau geht es gut. Wir ermitteln in einer Tat an Frau Sonnen, Nadine Sonnen. Sagt ihnen der Name etwas?« Stille am anderen Ende der Leitung. Zögernd kommt ein leises »ja schon«. Er spricht davon, Nadine sei die beste Freundin von Marina. Schlussendlich hätten sie ihre Ehekrise zum Teil auch ihr zu verdanken. »Haben Sie ihre Frau mit Nadine Sonnen betrogen?«, fragt sie spontan. »Ja und nein. Das ist eine blöde Geschichte«, sagt Ferstl. Siegel bohrt nach. Sie spürt seinen Widerstand. Genaues würde er über Telefon auf der Polizeistation nicht erzählen. »Hatten sie einen sehr großen Streit mit ihr?« »Streit war es eigentlich keiner«, erwidert er. Wieder kratzt er sich am Bart. »Wir haben seit einem halben Jahr keinen Kontakt mehr mit ihr. Wir wollten ein bisschen Abstand von ihr. Was ist denn jetzt mit Nadine passiert?« Siegel will ihm noch keine Auskunft geben. Sie befürchtet, dass er seine Frau verständigt oder schlimmer noch, dass etwas an die Öffentlichkeit gerät. »Waren Sie in den vergangenen Tagen über in Österreich oder waren Sie die letzten Tage auch in Deutschland?« »Warum auch in Deutschland? Nein. Ich war hier. Ist meine Frau in Deutschland? Ja, wo ist sie denn jetzt? Ich habe gedacht bei Jill?« Siegel hat diese Frage eher instinktiv so gestellt. Ferstl ist sehr angespannt und sie vermutet, er hält Informationen zurück. »Herr Ferstl, ich würde gerne nochmals einen der Kollegen der Gendarmerie in Passail kurz sprechen.« Sie hört ihn den Hörer ohne einen weiteren Kommentar weiter reichen. Der Kollege muss unmittelbar daneben sitzen. Kein Wunder, dass er da nervös ist und nichts erzählt. Sie weiß, in kleinen Dörfern kennt jeder jeden und in Passail mit seinen rund viertausend Einwohnern, das hat sie noch zuvor gegoogelt, scheint dies auch der Fall zu sein. »Ich denke, es wäre gut, wenn ich mit Herrn Ferstl ohne ihre Anwesenheit kurz sprechen könnte. Wir benötigen noch ein paar Informationen von ihm, die intim sind. Ich habe aber den Eindruck, er ist durch Ihre Anwesenheit etwas eingeschüchtert. Sie verstehen, was ich meine.« »Ok. Verstehe«, hört sie am anderen Ende. Dann dauert es eine Weile, bis sie Türen hört und wieder Ferstl am Telefon ist. »Danke«, sagt er und sie hört ihn erleichtert tief durchatmen. »So«, sagt sie, »dann erzählen Sie mir jetzt einmal, wovon dieser Streit oder nicht Streit gehandelt hat.« Ferstl beginnt zögerlich, doch nach und nach öffnet er sich in dem Telefonat. »Es war ein Spiel«, meint er. Sie hätten erst später gemerkt, wie diese Ménage-à-Trois ihre Ehe in Gefahr brachte. Das war der Grund, weswegen sie den Kontakt zu Sonnen für eine Weile abgebrochen hatten. »Ich habe dann leider angefangen zu trinken, Alkohol«, gibt er von sich. »Ich wusste einfach nicht, wie ich die Situation anders hätte meistern können.« Wieder entsteht eine Pause.

Siegel spürt, wie er nach Worten ringt. »Das hat meine Frau nicht mitgemacht. Kann ich irgendwie verstehen.« Wieder schnauft er tief und laut. Macht eine Pause, in der er sich die Nase putzt: »Ein teuflischer Kreislauf. Jetzt ist meine Frau weg. Und alles nur wegen mir, Nadine und dem Alkohol. Die totale Krise.« Seine Stimme zittert und zwischendurch rutscht er immer wieder in seinen Dialekt ab. Siegel glaubt ihm. Dann seufzt er: »Aber Frau Kommissar?«, er ist unsicher. »Was ist denn jetzt mit Nadine passiert? Hat sie einen Unfall gehabt? So sagen sie doch.« Siegel überlegt einen Moment. Dann erwidert sie, sie würde das Gespräch jetzt beenden müssen. »Wir möchten darüber noch keine Auskunft geben.« Buch streckt den Daumen nach oben und nickt. »Eine Frage hab' ich noch an Sie. Kann es sein, dass ihre Frau eventuell auch ohne Ihr Wissen, wieder einmal persönlich Kontakt zu Frau Sonnen aufgenommen hat?« Spontan hört sie ihn »Ja« sagen. »Die waren immer beste Freundinnen. Würde mich wundern, wenn sie es nicht gemacht hätte. Die haben ihre Krisen immer wieder bewältigt.« Dann ist es einen Moment ruhig. »Denke mal schon.« Buch nickt zu Siegel. Sie soll das Gespräch beenden, dabei deutet er mit seinem Finger auf seine Armbanduhr. »Okay, Herr Ferstl. Vielen Dank. Bitte geben Sie mir doch noch einmal die Kollegen.«

10. Mai 2015

In drei Stunden muss sie los. Den ganzen Tag hat sie sich bereits gedanklich damit beschäftigt, wie sie es Camilla sagen wird. Sie ist keinen Deut weiter gekommen. Wie soll sie das Gespräch beginnen? Wie beenden? Soll sie Camilla gegenüber den intimen Übergriff von Jürgen erwähnen? Sie ist drauf und dran, reinen Tisch zu machen und den Adressendiebstahl zu beichten. Wie wird sie reagieren? Wird sie Partei für ihren Mann ergreifen? Weiß sie bereits über alles Bescheid von ihm? Nur, was wird er ihr erzählt haben? Was, wenn sie stattdessen begeistert über die Vorzüge einer offenen Ehe zu sprechen beginnt? Darauf hätte sie überhaupt keine Lust. Kurz schweifen ihre Gedanken zu dem Ménage-à-trois in Passail und wie viele Formen der Liebe es doch tatsächlich gibt. Sie setzt sich auf ihr Sofa, nimmt sich einen Notizzettel aus der Box. Schreibt »Diebstahl - Nein!«, ist unsicher und zerknüllt das Papier. Wirft es in den Papierkorb. Frustriert rauft sie ihre Haare, die Zöpfe sind bereits zerzaust, einzelne Strähnen hängen ins Gesicht. Unentschlossen steht sie auf, geht zur Balkontür, schaut hinaus. Ihre Gedanken drehen sich im Kreis. Sie ist ungeduldig mit sich selbst, ist wütend auf Jürgen. Ist böse mit Camilla. Lacht hysterisch laut und führt Selbstgespräche: »Natürlich kann ich nicht bleiben, Arschloch. Weil dein verfickter Mann sich über mich hergemacht hat!« Sie notiert das Wort »Vergewaltigung - aus + vorbei«, zerknüllt das Papier zu einem Wurfgeschoß und schmeißt es einfach an die Wand. Was für eine Zukunft könnte sie noch bei 'Yogaland' mit dieser Vergangenheit und diesen schrecklichen Lügen haben? Soll sie bis zur Rente bei dem Ehepaar Jürgen und Camilla arbeiten? Soll sie das dritte Rad auf der Matte und im Bett sein? Was weiß Camilla wirklich über Jürgen und was für eine Lügenvariante hat er ihr aufgetischt? Sie muss sich von dieser emotionalen Ebene lösen, denkt sie analytisch und doch fühlt sie, wie tief die Verletzungen stecken. Da kann sie nur verlieren. Außerdem fragt sie sich, wie eine berufliche Perspektive bei 'Yogaland' überhaupt aussehen würde. Wo du lernst, sollst du niemals bleiben. Diesen weisen Ratschlag hat ihr Marina bei ihrem Besuch mit auf den Weg gegeben. Sie sagte, bei 'Yogaland' werde sie immer nur die Auszubildende, die Anfängerin bleiben. Nie könne sie die volle Anerkennung einer Yogalehrerin erlangen. Sie hat Recht! Zwei Jahre zu unterrichten ist eine gute Zeit. Warum noch länger bleiben? Ihr Abgang muss sauber sein, geht es ihr durch den Kopf. Nur, wie sauber kann etwas nach all dem Dreck werden? Kein Wort über Adressen oder Diebstahl, nimmt sie sich fest vor. Gleich darauf wird sie wankelmütig. Was, wenn Camilla sie daraufhin anspricht? Ihr eventuell sogar Beweise von dem Diebstahl liefert? Vielleicht gibt es im Studio eine Kamera. Alles ist gefilmt und sie ist darauf zu erkennen. Oh Gott, ihr wird übel. Wenn alles aufgenommen wurde, wird sie darüber hinaus in der Nacht zu sehen sein, als sie Jürgen verführte. Daran hat sie noch gar nie gedacht! Sie muss die Taktik ändern, sich eine Variante B ausdenken. Nur einen Weg vorzubereiten, wäre zu riskant. Wieder kehren ihre Gefühle zu dem Tag der Vergewaltigung zurück. Steht mit dem Rücken an der Wand in einem Käfig. Wann immer sie einen Weg gehen will, fällt eine Tür zu. Sie wird wütend. Die erste Idee reiht sich an die letzte und der letzte Gedanke kreist zum ersten. Von neuem beginnt das Karussell in ihrem Gehirn. Sie steht auf, schlüpft in dicke Strümpfe, zieht den Pullover an und stellt sich auf den Balkon. Die kühle frische Luft tut gut. Mit geschlossenen Augen zieht sie die Frühlingsluft tief in ihre Lungen. Bei der Ausatmung öffnet sie die Augen und blickt auf den gegenüberliegenden Kinderspielplatz. Beobachtet, wie ein kleiner Junge immer wieder mit seinen Stiefelchen durch eine Pfütze läuft und sich daran erfreut. Minuten vergehen, in denen sie ihn beobachtet. Ihr Blick wird weich, ihre Augen lächeln. Einen Moment lang denkt sie nichts. Und dann denkt sie an ihre Mutter, die viel zu früh weg gegangen ist. Sie fühlt sich alleine. Am liebsten würde sie jetzt ihren Vater anrufen, sich ihm mit allem anvertrauen. Andrerseits wüsste sie nicht, was sie ihm sagen könnte und was nicht und wie sollte sie das Gespräch mit ihm beginnen? Sie weiß doch nicht einmal, wie sie mit Camilla das Gespräch führen soll. Eines steht fest: Sie muss kündigen. Sie versucht den Gesprächsfaden von hinten aufzuwickeln. Sie muss gehen, sonst kann sie sich nicht weiter entwickeln, sonst begegnet sie Jürgen immer wieder. Es gibt keinen anderen Weg. Sie muss nach vorne blicken. Vergangenes hinter sich lassen, präsent sein, wie beim Yoga. Ein Lächeln huscht über ihr Gesicht. Lass alles an dir vorbei ziehen. Löse die Verbindung nach außen auf und richte deine Sinne nach innen - Pratyahara. Gleich darauf schwenken ihre Gedanken abermals in die Vergangenheit und zu den Jahren bei 'Yogaland'. In den vier, fünf Jahren fühlte sie sich geborgen. In ihrer Einsamkeit hatte sie sich vollkommen in die Hände von Camilla und Jürgen begeben. Sie waren wie ein Ersatz für die abwesenden Eltern. Mit allem konnte sie zu ihnen kommen. Oft kochten sie gemeinsam. Nicht selten saßen sie nach der letzten Unterrichtseinheit noch zusammen und diskutierten über ihre

Methodik, korrigierten sich gegenseitig in den Asanas und tauschten sich über Verbesserungen aus. Nur das letzte Jahr ist von Leid und Abschied geprägt. Zuvor ging es ihr ganz gut. Jürgen hat alles kaputt gemacht! Eine traurige Wut steigt in ihr hoch. Erneut lässt sie sich von ihrem Ausblick auf den Spielplatz ablenken. Der kleine Junge ist sicher schon an die zehn Male hin und her gelaufen. Mit welch einer Ausdauer sucht er das Vergnügen. Mit welcher Zufriedenheit gönnt er sich den Spaß. Er vergisst alles um sich, ist einfach da im Hier und Jetzt. Kaum an der anderen Seite der Pfütze angelangt, schaut er zurück, überlegt einen Moment, um dann nochmals durch das Wasser zu stapfen. Jeder Schritt ist für ihn in diesem Moment eine Wonne. Sie lächelt.

11. Mai 2015

Siegel zieht ihre In-Ear-Kopfhörer heraus und sagt: »Ferstl kommt nun wohl doch nicht in Frage.« Buch legt seine Kopfhörer ebenfalls auf die Seite. »Ein Motiv hätte es geben können. Andrerseits sind achthundert Kilometer Distanz ein argumentationsstarkes Alibi.« Sie schaut auf die Tafel mit dem Foto und grinst: »Was für ein sympathisch aussehender Kerl. Hätte mich auch gewundert.« Sie ist erfreut über ihre eigene Einschätzung im Vorfeld. Egal, ob diese nur aus einem Bauchgefühl heraus entstanden ist oder nicht. Buch rollt mit den Augen. »Wir sollten jetzt wirklich los und uns diesen Gologlü nochmals vornehmen«, er steht auf und drängt zum Gehen. »Oder sieht der deiner Meinung nach auch zu nett aus, um als Täter in Frage zu kommen?« Jetzt rollt sie mit den Augen. Im nächsten Moment kommt Bär in den Raum. »Wir haben beim Durchsuchen der Wohnung noch etwas gefunden, das von Interesse sein könnte«, sagt er auf dem Weg in den Raum und hält ein gefaltetes Papier plus Tüte hoch. »Einen Vertrag.« »Einen Vertrag?«, fragt Buch nach. »War der in dem Ordner?« »Nein, der steckte in ihrer Jackentasche.« »Was steht in dem Vertrag?«, möchte Buch wissen. Bär reicht ihm das Dokument. Während er zu lesen beginnt, fasst Bär den Inhalt kurz für Siegel zusammen: »Ein Vertrag zwischen ihr und 'Yoga Süd', vertreten durch Barbara Keller. Sonnen übernimmt ab Juni fünfzig Prozent der Anteile Gologlüs. Sie wird Mitinhaberin und ist zu gleichen Teilen wie er an den Gewinnen beteiligt.« »Oh!«, bemerkt Siegel, nun kommen doch noch Geld und Gier als Motive dazu. »Ich habe dir doch gesagt, dieser Gologlü ...«, sagt

Buch und reicht ihr das Dokument weiter. »Dazu sollte es wohl nicht mehr kommen. Noch fehlen die Unterschriften«, ergänzt Bär, dann schiebt er kommentarlos eine Plastiktüte, in der zwei ehemals zerknüllte und jetzt geglättete Notizzettel stecken hin. Buch wirft einen Blick darauf und legt den Kopf schräg. »Das verstehe ich nur zum Teil.« Siegel will wissen, was auf den Zetteln steht. »Diebstahl - Nein! Vergewaltigung - aus + vorbei«, gibt Bär den Inhalt wieder. »Mit Diebstahl könnte der Diebstahl der Adressen gemeint sein, den Pascal erwähnte«, sagt Siegel, »Angeblich hat sie Beweise dafür.« Dann ist sie einen Moment nachdenklich. Ist sie denn auch noch vergewaltigt worden? Und hat die Vergewaltigung etwas mit dem Mord zu tun? Buch wendet sich langsam mit einer Frage an seine Kollegin: »Glaubst du, es war einer der Männer, die wir im Visier haben?« »Ich kann mir beide nicht als Vergewaltiger vorstellen. Andrerseits mit Gologlü haben wir kaum gesprochen. Und Winkel? Naja. Vielleicht war dieser sexuelle Kontakt mit ihr tatsächlich nicht so freiwillig«, sagt sie und starrt auf die Zettel. »Das kann uns sicher ihre Freundin Marina beantworten, wenn wir sie nur endlich einmal erreichen würden.« Buch besieht sich die Plastiktüte von allen Seiten, als wäre die Erklärung dazu noch auffindbar. Nach einer Weile meint er, dies wäre dem Yogi zuzutrauen gewesen. »Welchen meinst du denn jetzt?«, fragt Bär. »Winkel. So selbstgefällig, wie er sich präsentiert hat, würde mich das nicht wundern.« Er reicht die Tüte weiter an seine Kollegin. »Winkel kann warten. Er ist bereits hier. Aber wir müssen jetzt wirklich schnell nochmals mit Keller und Gologlü reden - und zwar einzeln«, meint Buch und signalisiert Siegel, er möchte gehen. Sie ist der selben Meinung. Noch mehr Zeit zu verlieren, wäre kontraproduktiv. Sie müssen die beiden jetzt in die Mangel nehmen. Siegel steht entschlossen auf, zieht ihre Jacke an und will eben das Büro verlassen, als sie sich noch einmal umdreht. »Danke Wolfgang«, haucht sie zu ihrem Kollegen, der immer noch mit dem Vertrag in der Hand am Fenster steht. »Wir müssen los«, zetert Buch, »hätten wir gleich tun sollen. So eine Scheiße!« »Alles geht ja wohl nicht gleichzeitig«, zickt sie zurück. »Ich mache mir selbst den Vorwurf«, rechtfertigt er sein Fluchen und eilt an ihr vorbei in den Flur. Siegel hat Mühe, mit seinem plötzlichen Tempo mitzuhalten. Er rast bis zum Ende des Flurs. Dort bleibt er abrupt stehen und geht nochmals ein paar Schritte zurück zu Diehls Büro. Mit einem Seufzen sagt er: »Wir beide fahren gemeinsam nach Offenbach. Das war mir schon mit der Vernehmung von Pascal und Winkel zu heftig. Ich spreche mit Diehl. Er soll veranlassen, dass zeitgleich ein Trupp nach Bonames zur Wohnung von Gologlü fährt.« Buch wartet nicht auf ihre Zustimmung, sondern geht direkt in das Büro des Leiters der Mordkommission. Es ist ihr recht, dies nicht selbst mit Diehl besprechen zu müssen. Der Tag fühlt sich schon zu lange an. Sie sehnt sich nach ihrem Bett, nach einem gemütlichen Nachmittag auf der Couch, nach einem entspannten Wochenende. Zu dumm, dass das Wochenende eben erst vorüber ist und die Woche gerade mal angefangen hat. Sie lehnt erschöpft an der Tür, bis Buch zurück kommt. Gemeinsam gehen sie zu ihrem Wagen. Buch fährt. Macht er meistens. Die Straßen sind voll und bei den vielen Ampelschaltungen, die sie immer wieder zum Stopp zwingen, kommen sie nur langsam voran. Zeit für Siegel, sich ein wenig zurück zu lehnen. »Dieses Bild von dem

Yogastudio und der gebogenen Leiche will mir nicht und nicht aus dem Kopf«, sagt sie zu Buch und hält dabei ihre Augen geschlossen. »Ich kann es immer noch nicht fassen, was unsere Gerichtsmedizinerin erzählt hat. Genickbruch! Wie kann jemand einen so fiesen Mord begehen?« Sie rutscht nach vorne und schaut zu ihrem Kollegen: »Stell' dir das nur vor, Kai. Vor dir liegt eine Frau verpackt in weiße Yogagurte. Sie ist hilflos. Kann sich überhaupt nicht wehren. Dann gehst du von hinten ran und packst sie am Kopf. Zerrst und drehst mit solcher Kraft! Trittst mit dem Fuß gegen den Rumpf bis... bis du den zweiten Halswirbels brichst. Der Knochen, auf dem du gewöhnlich deinen Kopf nach rechts oder links drehst wird so geknackt, dass es zum Herzstillstand kommt. Sofortiger Tod. In dieser Methode steckt so viel Aggression!«, Siegel schaudert es. Auch Buch schüttelt angewidert den Kopf. »Wie kann man eine wehrlose Frau so knallhart umbringen?« »Da muss viel Wut gewesen sein«, erwidert Buch. »Meinst du, das hätte auch eine Frau machen können?« Siegel überlegt. Sie weiß, Frauen sind oft noch grausamer als Männer. Aber eine gefesselte Yogini zu töten, vor allem wenn man selbst Yoga unterrichtet, kann sie sich nicht vorstellen. Im Yoga sind es doch auch die inneren Werte, die Ethik, die Philosophie, die so wichtig sind. Das passt doch überhaupt nicht zusammen. Wenn sie nur daran denkt, dass sie an diesem Morgen noch bei sich zu Hause den Sonnengruß praktizierte, wird ihr übel. »Frauen können aus Eifersucht ziemlich viel zu Stande bringen«, sagt sie schließlich. »Ich hoffe, wir sind auf der richtigen Spur. Was, wenn es jemand komplett anderer war? Wenn zum Beispiel jemand Pascal nur beobachtet hat?« Buch flucht über den Stau auf der Straße. »Verdammte

Scheiße, nun fahr endlich weiter, du Penner. Wir haben nicht den ganzen Nachmittag Zeit.« Siegel geht ungerührt weiter ihren Gedanken und Schlussfolgerungen nach. »Naja, wenn jemand die beiden gesehen hat. Pascal zerrt sie hoch ins Studio. Winkel kommt später dazu. Beide gehen weg. Die Tür bleibt offen.« Buch hupt, indem er mit der Faust auf die Hupe knallt. »Einer der nichts mit dem Studio zu tun hat?«, sagt er laut und aggressiv bedingt durch den zähen Straßenverkehr und schüttelt den Kopf. »Kann ich mir zwar nicht vorstellen aber dann...«, er saugt die Luft laut zischend ein, »dann sind wir noch eine ganze Weile mit diesem Fall beschäftigt. Möchte mir nicht vorstellen, wie Diehl mir dann den Marsch bläst. Hey - jetzt mach' mal Platz da.« Siegel zieht eine Grimasse, ihr geht es nun auch zu langsam. »Hättest mal besser den Einsatzwagen genommen.« Dann ist es einen Moment ruhig und jeder in seinen eigenen Gedanken und bemüht beim langsamen Fahren ruhig zu bleiben. Schließlich sagt sie: »Möglich ist es schon.« Mit einem aggressiven Überholmanöver fährt Buch an dem langsamen roten Opel vorbei. Erleichtert nimmt er wieder mehr Fahrt auf, biegt in einer Seitenstraße ab. »Jetzt knöpfen wir uns mal die beiden vor - und zwar richtig - und vor allem getrennt.« Sie fahren noch ein paar Minuten, dann sind sie vor der Wohnung. Buch parkt das Auto direkt vor der Einfahrt und sie steigen aus. In dem Moment kommt eine junge Frau aus dem Haus. Siegel rennt zur Tür bevor sie zufällt. Sie hält ihm die Tür auf und beide steigen eilig die Treppen nach oben bis sie zur Eingangstür von Barbara Keller kommen. »Und nun?«, fragt die Kriminalpsychologin ihren Kollegen. Sie ist sichtlich erleichtert, gemeinsam mit Buch unterwegs zu sein. »Sind die Kollegen wegen unseres Einsatzes hier ebenfalls informiert oder fahren sie nur nach Bonames?«, fragt sie. »Aber auf jeden Fall. Ich gehe davon aus, dass beide hier sind. Das könnte unangenehm werden.« »Wollen wir?«, sagt Siegel entschlossen, vergewissert sich mit einem Blickaustausch mit ihrem Kollegen und schellt an der Wohnungstür. Einmal. Zweimal. Dreimal. Als sie immer noch nichts hören, schlägt Buch heftig mit der Faust an die Tür. »Aufmachen. Frau Keller! Machen Sie auf! Herr Gologlü. Wir müssen sofort mit ihnen sprechen!«, ruft Buch energisch vor der verschlossenen Tür, bereit, diese auch notfalls einzutreten.

10. Mai 2015

»Eine Falafel«, Nadine steht bei Eldin, dem libanesischen Schnellimbiss in Altsachsenhausen. »Mit Knoblauch?«, fragt der Verkäufer sie und deutet dabei auf eines der blechernen Behältnisse. »Ohne«, erwidert sie. Sie hat tatsächlich großen Hunger und das Wasser läuft ihr bereits beim Geruch im Mund zusammen. Er reicht ihr die Falafel und sie kann es kaum erwarten. Zieht das Papier seitlich nach unten, reißt den Mund weit auf, schließt die Augen und beißt mit Genuss in die vegetarisch gefüllte Flade. »Da hat aber jemand Hunger«, wird sie aus unmittelbarer Nähe angesprochen. Erschrocken dreht sie sich um. Vor ihr steht Çan und grinst auf ihre vollen Backen. »Was machst du denn hier?«, fragt sie mit gefülltem Mund. »Meine Agentur ist nicht weit von hier entfernt und manches Mal komme ich zu Eldin, um mir ein Schawarma zu holen. Übrigens«, er zwinkert ihr zu, »sehr lecker.« »Du arbeitest auch am Sonntag?«, fragt sie. »Wenn es sein muss, ja.« Nadine sieht in seine großen dunklen lächelnden Augen und ist wieder von seiner Erscheinung hingerissen. Warum nur, denkt sie, will Barbara nicht mehr mit ihm zusammen sein. Sie schiebt den Gedanken beiseite, denn sie weiß warum und was mit ihr gerade los ist. Allein der Gedanke daran macht sie unruhig. Ist ihr peinlich. Çan nimmt seine mit Hühnchenfleisch gefüllte Flade entgegen. Er hat im Gegensatz zu ihr nach einer extra Portion Knoblauch gefragt. »Bei dir und Barbara alles gut?« Sie kann es nicht lassen. Möchte die Situation abchecken. Barbara war in letzter Zeit so sehr in ihren Emotionen verwickelt, dass sie nicht sicher sein kann, wie viel Çan weiß. Sie hofft innig, ihre

Geschäftspartnerin hat dicht gehalten. Zu viel steht auf dem Spiel. Bei ihrer Frage verschluckt sich Çan. Sie sieht, wie er das große Stück hustend nach unten würgt. Als sein Mund wieder leer ist, sind seine Augen von der Anstrengung glasig. Er spricht leise zu ihr: »Sie ist nicht ganz unschuldig daran, dass ich heute arbeite. An diesem Sonntag. Sie hat doch keine Zeit mehr für mich. Für uns«, er hustet. »Ich finde sie wird mehr und mehr zu einem Buch mit sieben Siegeln.« Dann sagen beide eine Weile nichts. Nadine hat Scheu nachzuhaken und Çan, so ihr Eindruck, möchte nicht im Detail darüber sprechen. So stehen sie nebeneinander und jeder isst schweigsam eine Weile vor sich hin. Seine Augen haben diesen melancholischen Ausdruck, als er sich ihr wieder zuwendet und flüstert: »Ich liebe sie.« Bei diesen Worten läuft es Nadine kalt über den Rücken. Hat sie doch von Barbara genau das selbe zu ihr sagen gehört. »Sie hat sich so sehr zurück gezogen«, spricht er weiter. »Ist mit dem Yogastudio ständig beschäftigt. Ich komme überhaupt nicht mehr ran an sie.« Nadine weicht seinem Blick verlegen aus. Der Genuss an der Falafel ist ihr vergangen. »Ich wünschte, wir hätten 'Yoga Süd' nie eröffnet. Alles dreht sich nur noch um Asanas und Business.« Nadine möchte gerne etwas erwidern, weiß aber nicht, was sie ihm sagen soll. Er ist in seinen Emotionen gefangen und nimmt keine der Reaktionen von Nadine wahr. Ganz im Gegenteil - er beginnt sich ihr gegenüber zu öffnen. Spricht weiter darüber, wie Barbara früher war. Sie weiß sich keinen anderen Rat, als ihn zu ermutigen, mit Barbara darüber zu sprechen. »Sie weicht mir doch schon seit Wochen aus, Nadine«, sagt er. »Ich war in den letzten vier Wochen vielleicht drei Mal bei ihr in Offenbach. Und da«, er schnauft, »haben wir auch nur gestritten.« Dann verfinstert sich sein Blick: »Ich bin mir fast sicher, sie hat noch jemand anderen. Anders kann ich mir das nicht erklären.« Er setzt sich an einen der Tische vor dem libanesischen Imbiss. »Komm her, setz dich doch einen Moment, wenn du Zeit hast.« Nadine erstarrt. Jetzt nur nicht mit ihm reden müssen. Sie hat, weiß Gott, andere Sorgen im Kopf. »Ich habe doch heute den Termin mit Camilla. Du weißt schon.« Er schaut fragend zu ihr. »Ich werde ihr sagen, dass ich bei 'Yogaland' nicht mehr arbeiten möchte.« Çan ist einen Moment lang irritiert. »Oh. Hörst du denn komplett auf?« »Ja«, antwortet sie langsam und unsicher. Weiß er das nicht? Sie haben doch alle drei darüber gesprochen. Nadine würde gerne von ihm wissen, wie es für ihn ist, dass sie jetzt von ihm Anteile hat. Aber sie getraut sich nicht. Vielleicht kennt Çan diesen Teil der Abmachung überhaupt noch nicht. »Ach. Ich dachte, du bleibst ein, zwei Tage die Woche bei 'Yogaland'«, reißt er sie aus ihren eigenen Gedanken. »Nein!«, sagt sie scharf, »ich möchte da nicht mehr arbeiten.« Çan ist nicht einmal ihr ungewöhnlich harter Tonfall aufgefallen, so sehr ist er mit seinen eigenen Problemen beschäftigt. Sie spürt innerlich eine Wut auf Barbara. Der Vertrag ist noch nicht unterzeichnet. Hat sie sie angelogen? Weshalb wartet sie bis zuletzt und hat es ihm noch nicht gesagt, fragt sie sich. Nadine macht die letzten Bissen von ihrer Falafel. Sie möchte gehen. Sie verabschieden sich voneinander, wobei Çan sie länger im Arm hält, als ihr angenehm ist. Sie löst sich aus seiner festen Umarmung und geht zu ihrem Fahrrad. Sie sagt ihm nochmals, er müsse mit Barbara reden und macht sich auf den Weg. Ein Blick auf die Uhr offenbart ihr, sie hat noch eine gute Stunde Zeit. So lange möchte sie nicht im Cafe Iris warten.

Stattdessen entscheidet sie sich, noch eine Weile auf einer Bank auf dem Kinderspielplatz die Zeit zu verbringen. Sie fühlt sich elend. Wegen Camilla, wegen Jürgen, wegen Barbara und jetzt auch noch wegen Çan. Am liebsten würde sie ihre Sachen packen und weg gehen. Vielleicht zu Marina und Jill nach England, geht es ihr durch den Kopf. Das wäre die beste Lösung aller Probleme. Einfach die Koffer packen und abzischen. Mittlerweile ist sie unsicher geworden, ob sie die richtige Entscheidung treffen wird. Andrerseits der Weg zurück ist auch versperrt. Hat Jürgen verschlossen und den Rest hat sie eigenhändig zugemacht. Aufgewühlt vergräbt sie das Gesicht in ihren Händen. Die Nerven liegen blank. Sie zittert. Noch einmal versucht sie sich, gedanklich auf das Gespräch mit Camilla vorzubereiten. Sie beschließt, nichts von Jürgen zu sagen. Camilla glaubt es ihr ja doch nicht. Und sollte sie etwas wissen, so hat Jürgen ihr gewiss eine für ihn gefälligere Version erzählt. Nichts von dem Diebstahl. Wird schon keine Kamera geben, versucht sie sich zu beruhigen. Auch das hat sie jetzt für sich endgültig entschieden. Es fällt ihr äußerst schwer, ihre Gemütsschwankungen und die vielen Eindrücke und Bilder der vergangenen Wochen in den Griff zu bekommen. Sie befürchtet, das Gespräch mit Camilla wird ein Desaster werden. Wenn sie jetzt schon ohne ihr Gegenüber so aufgewühlt ist, wie wird sie sich erst direkt vor Camilla fühlen. Sie stellt fest, je näher der Termin rückt, umso nervöser wird sie. So wird das nichts, sagt sie sich. Sie gibt sich einen Ruck, wühlt in ihrer Tasche. Ganz unten hat sie noch eine Tablette von Marina zur Beruhigung bekommen. Alles pflanzlich, hat sie ihr gesagt. Die wird sie jetzt nehmen. Sie muss ruhiger werden, sonst kann sie gleich nach Hause fahren. Wenn sie so nervös ist, steht sie das Gespräch mit Camilla nie und nimmer durch. Sie spült die Beruhigungstablette mit dem Wasser, das sie bei Eldin gekauft hat, runter. Stellt ihre Füße fest auf den Boden, legt die Hände auf ihre Oberschenkeln und wartet. Langsam hat sie den Eindruck, wie in ihr ein Gefühl von Gleichgültigkeit aufkommt. Sie ist bereit. Sie wird den harten Weg nach vorne gehen. Ohne wenn und aber.

11. Mai 2015

Buch ist drauf und dran, in der Meisenstraße die Tür einzutreten. Er presst noch einmal sein Ohr an den Eingang und lauscht. Er hält die Hand hoch und hält die Luft an. Siegel steht bewegungslos neben ihm. Endlich sind zaghaft leise Geräusche und das Klirren von Schlüsseln an der Tür zu hören. Langsam wird die Wohnungstür geöffnet und Keller steht mit roten verweinten Augen vor ihnen. Sie sagt im schlaffen Ton: »Sie kommen zu spät.« »Wo ist Gologlü?«, blafft Buch sie sogleich forsch an. Ohne auf eine Antwort zu warten, drängt er sie zur Seite, dringt in die Wohnung ein. Mit einer Hand an der Pistole reißt er eine Zimmertür nach der anderen auf und ruft seinen Namen. »Wo ist er, Frau Keller!« will er von ihr, die immer noch starr an der Eingangstür steht, wissen. »Wo ist ihr Freund hin!« »Mein Freund«, sagt sie im erschöpften Tonfall. »Er ist gegangen. Luft schnappen.« Sie selbst holt tief Luft. »Was?« Buch kommt auf sie zu und packt sie an beiden Armen. Er schüttelt sie kräftig, als wolle er sie aus ihrer Apathie herausreißen. »Sie sollten warten! Beide! Wir haben gesagt, sie sollten hier bleiben! Wo ist er!« Wort für Wort betont spricht sie leise und monoton: »Ich...weiß...es...nicht. Ist...doch...egal.« Siegel steht seitlich der beiden und redet nun mit ruhiger Stimme ebenso auf sie ein. Will sie zum Sprechen bewegen. »Frau Keller. Wir wissen mittlerweile, dass Nadine Sonnen das Genick gebrochen wurde. Die Beruhigungstabletten waren nicht die Todesursache. Wir vermuten, Çan Gologlü war zuletzt bei ihr. Hat er Ihnen irgend etwas dazu gesagt?« »Ich habe Nadine geliebt«, sagt sie, als hätte sie den Vorwurf nicht gehört, nicht hören wollen. »Was sagen Sie da?«, fragt Buch. »Çan und ich. Wir hatten diesen Streit gestern Abend. Ich habe ihm gesagt, dass ich mich zu Nadine hingezogen fühle.« Siegel erwidert: »Sie meinen. Sie haben Nadine Sonnen geliebt?« »Ja«, Keller schnauft. »Çan ist danach vollkommen ausgeflippt. Hat getobt. Hat mich an den Armen gepackt.« Sie sieht auf Buchs Hände, die sie immer noch festhalten. Er folgt ihrem Blick und lässt ihre Arme los. »Er hat mich in die Ecke gestoßen. Was ist das mit dir? Hast du mich die ganze Zeit über nur angelogen und benutzt? Eine 'Schlampe' hat er Nadine genannt. Es war nicht mehr mit ihm zum Reden.« Sie beginnt zu zittern. »Als ich zu Hause ankam habe ich sofort Nadine angerufen. Aber ich habe sie nicht erreichen können. Kein Wunder. Sie war schon längst...« Sie heult von innerem Schmerz gepeinigt auf. »Was kann ich dafür! Es ist einfach so mit uns passiert. Sie war so weich. So einfühlsam. Ich hatte das Gefühl, angekommen zu sein. Alles fühlte sich so richtig an. Und jetzt?« Ein lautes Schluchzen entfährt ihr und sie hält die Hände vor die Augen. Sackt zusammen. »Wo ist Herr Gologlü jetzt, Frau Keller?«, fragt Siegel nun sehr bestimmt. Keller hört nichts mehr. Nimmt ihr Umfeld nicht wahr und redet einfach weiter: »Das hat er nicht verkraftet. Wie sollte er auch. Ich weiß ja selbst kaum, was mit mir los ist. Ich hätte es ihm nicht sagen dürfen. Ich hätte auf sie hören sollen.« Ihr ganzer Körper drückt eine tiefe Trauer aus. Sie lässt den Kopf hängen. Buch will ihr Selbstmitleid unterbrechen und fasst sie wieder an der Schulter an. »Wo ist er hin?«, sagt er mit seinem Gesicht nahe an ihrem. »Ist er nach Hause? Haben Sie eine Idee, wo er sein könnte? Frau Keller. Wenn er ihnen schon nichts angetan hat. Wir machen uns Sorgen!« »Sie war doch so hilflos«, erwidert sie immer noch völlig entrückt. Buch wendet sich verärgert an seine Kollegin: »So kommen wir nicht weiter.« »Lass mich mit ihr reden«, erwidert sie leise. Sie schließt schnell jedoch sachte die Wohnungstür und schiebt Keller am Arm vorsichtig in den nächsten Raum. Dann schaut sie ihr in die Augen und redet auf sie ein: »Es ist sehr wichtig, Frau Keller. Wir machen uns wirklich Sorgen um Herrn Gologlü.« Keller lässt sich müde auf den Stuhl sinken. Ihr ganzer Körper beginnt zu vibrieren, als würde erst jetzt und mit voller Wucht der Schock vom Tod der Freundin aus ihr herausbrechen. »Hat er einen Lieblingsplatz? Einen, den eventuell nur sie beide kennen? Vielleicht der Platz, wo sie sich kennen gelernt haben? Denken sie nach. Bitte«, fleht Siegel sie an. Ihr wird klar, sie muss dran bleiben, damit nicht noch mehr passiert. Sie zum Reden bringen. Es klingelt. Buch und Siegel sehen sich einen Moment lang an. Er zieht das schellende Mobiltelefon aus seiner Jackentasche und schaut auf das Display. »Es ist Merten«, sagt er in ihre Richtung. Sie hält den Atem an. Buch beantwortet den Anruf, während er zu Siegel sieht: »Was ist los, Jürgen?« »Wir haben Çan Gologlü.« »Gut. Ist er zu Hause?« »Wie man's nimmt.« Ein tiefes Atmen ist zu hören und dann sagt der Polizist: »Am Fuße seines Wohnblocks. Aus dem achten Stock. Suizid. Nicht sehr schön.« Buch schaut zu Keller, wiederholt seine Worte und sagt dann: »Sie hatten Recht Frau Keller. Wir kommen zu spät.«

Danke

Mein großer Dank gilt meiner Familie, die mich mit Rat, Tat und Fachwissen bei diesem Buch unterstützt hat. Insbesondere meine Mutter, Gerlinde Ranftl, und meine Schwester, Ingrid Ranftl, die mein Buch redigiert haben und sich mit inhaltlicher Logik und Rechtschreibung befasst haben, haben viel zum Ergebnis dieses Krimis beigetragen. Mein Bruder, Günter Ranftl, hat mit seinem Fachwissen als Mediziner dazu beigetragen, mir einen Einblick in die Fakten für einen gewaltsamen Tod gegeben. Ein inniger Dank gilt meinem Verlobten, Rob Baker, der mir mit seinem beruflichen Hintergrund als Special Agent, die eine oder andere Anregung geben konnte. Nicht unerwähnt möchte ich die Pressestelle des Polizeipräsidiums Hessen lassen, die mir die hierarchische Struktur erläuterten. Und natürlich bedanke ich mich bei meinem Sohn, Demian Ranftl, der mich in der intensiven Schreibphase kulinarisch verwöhnte oder für mich die Telefonanrufe entgegennahm, sodass mich nichts aus meiner Phantasiewelt herausziehen konnte.

In großer Dankbarkeit widme ich dieses Buch meinem Vater, Helmut Ranftl, der leider die erste Lesung nicht mehr erlebt. Er hat mir mit seiner großen Liebe zu Lebzeiten viel Selbstvertrauen gegeben. Er hat mich mit seiner Güte ermutigt, sich selbst und vor allem den eigenen Wünschen treu zu bleiben und sie zu verwirklichen. Mit einem Wort, dranzubleiben, nicht aufzugeben. Danke.

Inhalt

Alle Namen und Handlungen in dieser Geschichte sind frei erfunden. Sollten sich Parallelitäten zur Wirklichkeit ergeben haben, so sind diese zufällig. Die Informationen bezüglich Yoga sowie die Fakten zum Mord könnten so geschehen sein, sind aber ebenfalls von der Autorin ausgedacht.

Weitere Bücher der Autorin

Tanz mit dem Feuer

Ein sinnlicher spannender Roman über Freundschaft, Liebe, Leidenschaft und Showbusiness. In einem Dorf im Südosten Österreichs haben drei junge Frauen unterschiedliche Ambitionen für eine Feuertanzshow. Ein Verhängnis? Eine Chance? Kurz vor dem gemeinsamen Auftritt geschieht etwas Unerwartetes und der Schauplatz wechselt zum Fernsehen und nach Frankfurt am Main, wo sich wieder so einige Wege kreuzen werden.

23188120R00127

Printed in Poland
by Amazon Fulfillment
Poland Sp. z o.o., Wrocław